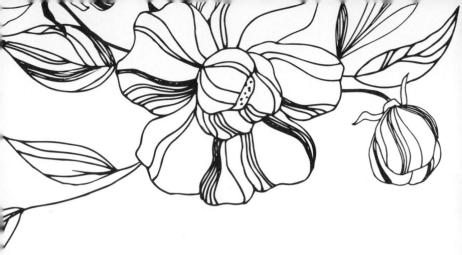

# ISMAEL SOBRINHO
AUTOR DE **PSIQUIATRIA E JESUS**

# PSIQUIATRIA
# E FÉ SAUDÁVEL

FLORESCENDO *uma* ESPIRITUALIDADE
EMOCIONALMENTE SAUDÁVEL

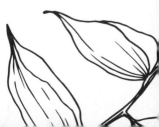

Copyright ©2024, de Ismael Sobrinho

Todos os direitos desta publicação são reservados por Vida Melhor Editora LTDA.

As citações bíblicas sem indicação da versão *in loco* foram extraídas da Nova Versão Internacional. Outras citações foram extraídas das versões cujas siglas se encontram na "Lista de reduções".

Os pontos de vista desta obra são de responsabilidade de seus autores e colaboradores diretos, não refletindo necessariamente a posição da Thomas Nelson Brasil, da HarperCollins Christian Publishing ou de sua equipe editorial.

| | |
|---:|:---|
| Publisher | *Samuel Coto* |
| Coordenador editorial | *André Lodos Tangerino* |
| Produção editorial | *Gisele Romão da Cruz* |
| Preparação | *Gisele Romão da Cruz* |
| Revisão | *Elaine Freddi, Nilda Nunes* |
| Diagramação | *Neriel Lopez* |
| Capa | *Rafael Brum* |

Dados Internacionais de Catalogação na Publicação (CIP)
**(BENITEZ Catalogação Ass. Editorial, MS, Brasil)**

I81p
1.ed. Ismael Sobrinho
    Psiquiatria e fé saudável / Ismael Sobrinho. – 1.ed. – Rio de Janeiro : Thomas Nelson Brasil, 2024.
    240 p.; 13,5 x 20,8 cm.

    ISBN 978-65-5689-724-0

    1.Espiritualidade – Cristianismo. 2. Fé. 3. Psiquiatria. 4. Saúde mental. I. Título.

03-2024/03                                                                  CDD 230

**Índice para catálogo sistemático:**

1. Psiquiatria : Espiritualidade : Cristianismo   230

**Aline Graziele Benitez** – Bibliotecária - CRB - 1/3129

Thomas Nelson Brasil é uma marca licenciada à Vida Melhor Editora LTDA.
Todos os direitos reservados à Vida Melhor Editora LTDA.
Rua da Quitanda, 86, sala 601A — Centro
Rio de Janeiro — RJ — CEP 20091-005
Tel.: (21) 3175-1030
www.thomasnelson.com.br

Este livro foi impresso em 2024,
pela Ipsis para a Thomas Nelson Brasil.
O papel do miolo é pólen natural 80g/m².

Aos meus pacientes,
por me ensinarem, nesses anos
todos, a beleza de uma vida
cristã comum.

# SUMÁRIO

Por que você deve ler este livro?     7

**Parte 1 | Compreendendo o caminho das emoções saudáveis**     9
1. Não tente acelerar processos, Deus sabe o que está fazendo     10
2. Sua caminhada não será uma reta de vitórias sem crises de fé     15
3. Você não terá todas as respostas durante o caminho     20
4. Deus controla cada passo     24
5. Você nunca será pleno aqui     29
6. O caminho será prazeroso mesmo sem grandes aventuras     34
7. O propósito de Deus não o deixará ansioso     38
8. Não seja nem muito justo nem muito sábio     42
9. Atividades ministeriais nem sempre são prova de maturidade emocional     46
10. Não se esqueça: no final da caminhada, você já venceu     50

**Parte 2 | As emoções e o relacionamento com Deus**     53
11. Não negue seu passado     54
12. Não confunda emoções com pecado     60
13. Suas emoções também são biológicas     67
14. Não meça sua fé pelas emoções     70
15. Emoções doentes podem induzir você a querer desistir da caminhada     77
16. Deus usa pessoas com emoções imperfeitas     81
17. Deus não descarta pessoas por estarem em crise emocional     85
18. Deus transforma suas emoções progressivamente     90
19. Emoções saudáveis nos fazem ver o próximo como Deus o vê     93
20. A fé saudável também determina suas emoções     99

**Parte 3 | Comunidades que adoecem**     103
21. O abuso espiritual     104
22. A obediência que adoece     109
23. Lideranças narcisistas     113
24. A produtividade doentia     118
25. Metodologias que adoecem     122
26. Segregação que adoece     125
27. Falsas profecias     128
28. Codependência espiritual     134

29. A batalha espiritual que adoece — 138
30. Maldições não hereditárias — 142

## Parte 4 | A espiritualidade cristã e os transtornos mentais — 145
31. A religiosidade "compulsiva": o TOC religioso — 146
32. Entre manias, avivamentos e depressões: transtorno bipolar e fé — 152
33. Psicose, possessão e delírios religiosos — 160
34. Autismo e neurodivergência — 165
35. Deficiências intelectuais e manifestações de graça — 173
36. A depressão e o desejo de desistir — 176
37. A ansiedade que nem sempre é pecado — 181
38. As demências e a perseverança dos santos — 188
39. Quando os hormônios não mentem — 193
40. E se o milagre não vem? — 199

## Parte 5 | A caminhada terapêutica com Deus — 203
41. Deus recebe seus devocionais básicos e imperfeitos — 204
42. Não separe a vida entre dois mundos — 211
43. Desfrute mais do que está fora — 216
44. Perto, mas longe de Deus — 220
45. Longe, mas perto — 225
46. Supere a culpa — 230
47. A graça que torna nossa caminhada mais leve — 235
48. A graça salva instantaneamente, mas a santificação é progressiva — 239
49. Não viva em uma comunidade doente — 246
50. Tenha uma vida comunitária saudável — 251

Suas reflexões finais — 256

# POR QUE VOCÊ DEVE LER ESTE LIVRO?

Todos os meus livros anteriores nasceram de atendimentos realizados em quase vinte anos de psiquiatria. Sou grato a Deus por meu consultório ser um grande choque de realidade e trazer experiências e testemunhos impossíveis de serem vivenciados sem o privilégio de escutar cristãos (e não cristãos) comuns, aqueles que têm dilemas, dores, derrotas e inúmeras perguntas sem resposta dia após dia. Cristãos comuns são os que fazem da caminhada uma jornada de simplicidade e disciplina espiritual de longo prazo. Mesmo oscilando, prosseguem frutificando no longo prazo, ainda que ninguém veja.

Sinceramente, eu gostaria muito que pacientes, amigos e as pessoas com quem convivo na igreja pudessem investir horas na leitura dos autores que tanto me abençoam, como John Stott, C.S. Lewis, Francis Schaeffer, Eugene Peterson, Tim Keller, Dallas Willard, John Piper e tantos outros muitas vezes desconhecidos dos cristãos comuns que cruzam o meu caminho. Em um mundo cada vez mais corrido e agitado, compreendo a falta tempo para ler teólogos como Agostinho de Hipona, Tomás de Aquino, Calvino e tantos outros que construíram os pilares da fé. Este livro não é digno de "desamarrar as sandálias" desses eruditos. Sugiro que, caso possível, você os leia exaustivamente.

Em uma sociedade marcada pela tentativa de resumir assuntos complexos em vídeos de um minuto nas redes sociais e em textos "instagramáveis", é cada vez mais difícil as pessoas terminarem os livros que costumam comprar por impulso. Minha expectativa é que esta leitura seja rápida e que você realmente conclua este livro, pois foi planejado e escrito com essa finalidade. Acredite, você vai finalizar mais rápido do que pensa.

Para aqueles familiarizados com uma teologia mais densa e "pesada", talvez aqui não encontrem grandes revelações ou provocações. Não me vejo vocacionado a escrever para quem busca uma teologia sistemática e complexa. Entretanto, creio que algumas das reflexões aqui propostas podem apresentar um caminhar emocionalmente mais saudável a todos nesta época em que, cada vez mais, somos vítimas da falsa espiritualidade, dos falsos profetas e até de extremos religiosos tóxicos que roubam nossa saúde física e mental.

Assim como meus escritos anteriores (notadamente em *Psiquiatria e Jesus*), estes ensinos são dirigidos aos cristãos que desejam viver uma fé saudável, possível e aplicável ao cotidiano na vida ordinária e vista por muitos como comum. Minha intenção é que, por meio de uma leitura rápida e de vocabulário simples, você possa redirecionar sua vida a uma fé saudável que preserve sua saúde mental e espiritual. Para exemplificar o conteúdo apresentado, uso casos clínicos reais, com nomes fictícios de pacientes, ao longo do texto.

Claro que não estou subestimando sua capacidade como leitor. Na verdade, cada vez mais, nos atendimentos e discipulados realizados na caminhada cristã, percebo que as verdades básicas do cristianismo devem ser resgatadas exaustivamente. Embora para alguns pareça básico, pode ser transformador para muitos, pois em nosso país a fé é diariamente explorada em prol de benefícios pessoais dos lobos, sorrateiros ou até explícitos, que promovem abusos emocionais e espirituais, de modo que fazem surgir uma geração de súditos feridos "em nome de Deus".

Assim como em *Psiquiatria e Jesus*, proponho algumas atividades escritas. Você pode optar por não as fazer e simplesmente refletir a respeito delas. Contudo, escrever e externar sentimentos guardados é extremamente terapêutico; então, convido você a construir algumas partes do livro comigo. Sinta-se à vontade para anotar em cada exercício proposto.

Lembre-se de que este não é um livro técnico ou teológico, mas um conjunto de reflexões feitas por um psiquiatra para que você seja uma ovelha emocionalmente saudável em uma época na qual proliferam lobos. É certo que não vou esgotar totalmente o assunto. Para isso, outros livros virão e, progressivamente, ampliarão algumas perspectivas aqui apontadas. Além disso, enfatizo não ser necessário que você concorde com todos os pontos de vista aqui expostos. Em um ambiente cristão cada vez mais diverso e intransigente, espero que você não anule todas as reflexões por discordar de alguns pontos específicos. A discordância é bem-vinda e deve fazer parte de uma caminhada cristã madura e equilibrada.

Vamos começar mais uma jornada em busca de uma fé saudável.

# Parte 1

## Compreendendo o caminho das emoções saudáveis

# 1

# Não tente acelerar processos, Deus sabe o que está fazendo

"Eu o tirei das pastagens, onde você cuidava dos rebanhos, para governar sobre Israel, o meu povo." (2Samuel 7:8b)

Marina era uma paciente sedenta por conhecer a Deus. Ela chegou ao consultório esgotada e triste depois de, sem resultados, se submeter a diversos cursos de imersão que prometiam destravar sua mente e gerar crescimento espiritual prático e eficaz. Com intenções corretas, ela foi bombardeada pelo meio incorreto. Seus sentimentos eram de tristeza e frustração porque "o método não funcionou", pensava ela.

Encontramos algo muito precioso nas Escrituras: o Criador nos molda sem pressa e segue seu cronograma de maneira organizada e precisa. Não devemos acelerar esse processo por perícia humana, tampouco por métodos que prometam transformações emocionais e espirituais em um piscar de olhos. Todas as vezes que tentamos agir dessa forma, caímos em quadros de esgotamento emocional, frustração e até depressão ou ansiedade.

Muitos exemplos bíblicos nos ensinam como o Senhor executa uma espécie de tapeçaria em nós. Davi tinha entre quinze e dezoito anos quando foi ungido por Samuel para ser rei de Israel, mas somente assumiu definitivamente a coroa aos 30 anos. Nos anos desse intervalo, Deus o submeteu a sofrimentos e experiências que mudaram sua personalidade, forjaram seu caráter e lhe acrescentaram progressiva musculatura espiritual. Primeiro, ele serviu na casa de Saul mesmo já tendo sido ungido rei. Em seguida, tornou-se um fugitivo ameaçado de morte e viveu no deserto por vários anos.

Assim como aconteceu com Davi, talvez hoje você tenha a unção, mas ainda não esteja pronto para tudo o que o Pai tem para sua vida. É comum querermos que o Criador execute os seus planos em nossa vida de maneira rápida, extraordinária e sem sofrimentos, mas esse não é o padrão divino. Entre o dia da unção e o da posse, se passaram vários anos nos quais Davi teve duas chances de agilizar o processo (matar Saul e assumir o trono), mas optou por não seguir esse caminho. Apesar de ser um homem falho, ele soube compreender o coração de Deus e teve o discernimento de que, ao buscar algo não vindo diretamente do Senhor, chegaria à ruína.

O tempo que Davi viveu foi extremamente contraditório para os tempos atuais, em que somos bombardeados por mensagens que afirmam que devemos somente andar com pessoas capacitadas, extraordinárias ou cheias de talentos. Também somos incentivados a selecionar com cuidado quem participa do nosso convívio social porque "somos a média das cinco pessoas com quem mais convivemos". Não afirmo que esse pensamento seja de todo errôneo, mas que o Criador, ao executar suas melhorias em nós, não seguirá os roteiros humanistas de nosso tempo. Por muitos anos, o exército e os amigos de Davi, na caverna de Adulão, eram pessoas em dificuldades, endividadas e descontentes (1Samuel 22:2).

> Somente Deus pode tirar um homem das pastagens para viver em palácios sem que isso o adoeça ou mate sua vida emocional.

Talvez você esteja passando por um momento no qual nada faça sentido, e isso cause angústia. Saiba que Deus continua no controle do processo. Talvez Davi tenha se perguntado várias vezes: "Por que o Senhor me ungiu rei, mas me permite estar no meio de gente estranha no deserto?" Para ser preciso, os questionamentos e sofrimentos de Davi fizeram nascer nele um coração cada vez mais dependente e alinhado aos propósitos divinos. Vários salmos que lemos foram compostos naqueles anos paradoxais.

Muitos esgotamentos e ansiedades apresentados em nossa caminhada cristã nascem da tentativa frustrante de tentar acelerar o tempo de Deus. Buscamos, em pessoas que se denominam gurus da autoajuda e da fé empoderada, fórmulas mágicas de crescimento espiritual que não resistirão à primeira frustração ou decepção da vida real. Atendo várias pessoas com esse sentimento a cada mês.

Tentar saltar etapas, além de infrutífero, adoece. Ficamos mais ansiosos, deprimidos e angustiados quando tentamos com nossa força fazer o que apenas Deus é capaz de fazer. É melhor vivermos no ritmo do Eterno e buscarmos um coração alinhado. Um dia você toca harpa na corte do rei; no outro, mata leões e ursos; no dia seguinte, derruba um Golias. Progressivamente o Senhor acrescenta à sua vida um pequeno exército, mas, somente no tempo dele, você alcançará o seu propósito. O de Davi era ser líder de Israel. Somente Deus pode tirar um homem das pastagens para viver em palácios sem que isso o adoeça ou mate sua vida emocional. Se a caminhada está adoecendo você, é hora de rever os processos.

## PRÁTICA 1
### ORAÇÃO

Senhor Deus, peço pela tua sabedoria para compreender que tu nunca perdes o controle. Se eu estiver tentando acelerar o processo, peço-te hoje que me ajudes com tua graça a viver totalmente dependente de ti, mesmo no deserto da vida. Ajuda-me a não tentar apressar o caminho com minha ansiedade ou impulsividade.

## PRÁTICA 2
### UM CONCEITO PARA GRAVAR

Somente Deus tira você das pastagens e o coloca onde ele quer sem que você se perca pelo caminho.

## PRÁTICA 3
### COMPREENDENDO COMO O MÉTODO DE TREINAMENTO DE DEUS É DIFERENTE

Na Bíblia, vemos que Deus sempre determina um tempo de treinamento entre o momento em que nos faz uma promessa e o cumprimento dela. De fato, aos dezessete anos, José recebeu uma revelação em sonho de que se tornaria importante e de que seus irmãos reconheceriam isso. Ele chegou ao cargo de primeiro-ministro, mas, quando isso aconteceu, José estava com trinta anos. Moisés, com quarenta anos, tinha instinto e vocação para ser um libertador, mas sua impulsividade o fez matar um egípcio e, assim, ele somente foi chamado por Deus para de fato executar sua missão aos oitenta anos.

Escreva, nas linhas a seguir, promessas ou caminhos que o Espírito Santo já colocou no seu coração, mas ainda não se cumpriram.

_____
_____
_____

Para treinar José e Moisés, Deus fez que eles passassem por alguns caminhos que não gostamos de trilhar atualmente. José foi vendido por seus irmãos e, depois, acusado falsamente de assédio sexual; em seguida, foi preso e ficou esquecido na prisão por vários anos. Moisés era culto, pois fora criado na corte do faraó, em uma família rica, mas saiu fugitivo do Egito para ser um simples pastor de ovelhas e ficar escondido por quarenta anos no deserto.

É possível que aquilo que você esteja vivendo hoje não tenha nenhuma relação com o que o Senhor já preparou para seu futuro. Você tem vivido algum conflito, sofrimento ou falta de paz? Enfrenta ansiedade ou medo de que os planos de Deus não se cumpram? Quais são suas maiores angústias existenciais hoje? Escreva livremente sobre isso.

_____
_____
_____
_____
_____

Estamos na era da metodologia ágil, da velocidade. Muitas pessoas, porém, não compreendem que é improvável que Deus use alguém que nunca tenha sofrido uma dor. Quando quer tornar um homem ou mulher grandioso, Deus os quebra em pedaços primeiro. Para evitar esse processo de quebrantamento, muitas pessoas buscam por cursos de imersão e fórmulas que prometem resultados mágicos para o crescimento espiritual e, inclusive, para destravar sua mente de maneira rápida e extraordinária. Quando digo "destravar a mente", estou me referindo a métodos ou técnicas que prometem uma mudança de mentalidade rápida mediante atalhos. Esse tipo de fé não saudável se apoia no caminho considerado rápido para o amadurecimento espiritual e emocional, e tem tornado os cristãos cada vez mais doentes, ansiosos, frustrados e cansados.

Não significa que esses movimentos não possam acrescentar ensinos práticos preciosos para nossa vida, mas deixo alguns questionamentos para sua reflexão: Você já foi tentado a achar que poderia acelerar os processos de Deus? Já aconteceu alguma frustração na sua vida por achar que algum método não funcionou com você? Como você se sente emocionalmente quando a vida de todos aparenta evoluir, mas a sua está parada?

Escreva, nas linhas a seguir, uma oração expressando ao Senhor seus sentimentos e frustrações. Peça a ele que encha seu coração da certeza de que ele tem o controle da sua vida e de que você quer seguir o caminho do discipulado de Cristo, não dos homens.

___
___
___
___
___

## PRÁTICA 4

Medite no versículo a seguir com a certeza de que você nunca estará velho para viver o cumprimento dos propósitos divinos.

"Quando falaram com o faraó, Moisés tinha oitenta anos de idade, e Arão oitenta e três" (Êxodo 7:7)

# 2

# Sua caminhada não será uma reta de vitórias sem crises de fé

> Até quando terei inquietações no íntimo e tristeza no coração dia após dia? Até quando o meu inimigo triunfará sobre mim? (Salmos 13:2)
>
> Ó Senhor, na tua força o rei se alegra; quão grandemente ele exulta na tua salvação! (Salmos 21:1)

Todos nós gostaríamos que nossa caminhada cristã fosse um gráfico em ascendente contínua de conquistas e vitórias sem nenhuma curva decrescente, tampouco derrotas humilhantes. Entretanto, não é isso que a Bíblia ensina. Uma das primeiras coisas que precisamos aprender para desenvolver uma fé saudável é que Deus permitirá que, ao longo da jornada, passemos por oscilações.

Pode parecer um conceito óbvio, mas não é. É uma verdade que nos prepara para os dias ruins e nos permite compreender o governo divino a cada momento, um pilar para uma espiritualidade saudável.

Marta, de vinte anos, chegou ao consultório depois de ter crises de ansiedade típicas: coração acelerado, aperto no peito, falta de ar etc. Ela frequentava uma comunidade que ministrava palavras de fé, o que significa que todo destino deve ser profetizado repetidamente pela própria pessoa. Estas comunidades se baseiam na ideia de que a fé é uma vontade que impomos a Deus e devemos "tomar posse" para que as coisas de fato aconteçam.

Ali, sucesso e bem-estar são questões de mentalidade e de gerar corretamente no mundo espiritual. Dessa forma, muitos se frustram porque acreditam que, se algo não se materializa em sua vida, é porque não souberam ativar a bênção em oração da maneira correta, o que ocasiona um processo adoecedor de autocobrança.

Meses depois de se converter, ela passou por um período de muita perseguição no trabalho que a fez ter dificuldade substancial de compreender como, mesmo andando com Deus, sofria daquele modo.

Boa parte do evangelho ensinado em nossas comunidades cristãs é extremamente triunfalista e reflete o discurso secular da autoajuda positivista presente nos ambientes externos à igreja. Expressões como "Foguete não tem ré", "Vamos para cima" e "Com Deus, é sempre alegria e euforia" entram, mesmo que não queiramos, sorrateiramente no nosso coração. Não somos preparados para viver dias ruins, para momentos de dor e para os dias em que Deus parece não fazer nenhum sentido. O evangelho triunfalista não ensina sobre o sofrimento, sobre negar a si mesmo, tampouco sobre a presença de Deus naquilo que é simples e comum.

> **Você também vai oscilar, e isso é perfeitamente normal.**

A ideia difundida nos nossos dias de que um cristão é sempre inabalável e constante me parece assustadora, pois a vida é uma oscilação muito maior do que pensamos. Oscilamos emocional e espiritualmente. O livro de Salmos é um grande testemunho palpável dessa alternância. Se observarmos apenas os cânticos escritos por Davi, observaremos que há dias de extrema alegria alternando com extrema angústia; ele varia entre momentos de grande confiança no Senhor e outros de medo e preocupação. A unção que estava sobre a vida do rei não o impediu de ter dias ruins; sua vida foi marcada por altos e baixos apesar do governo divino.

Tenha algo em seu coração: você também vai oscilar, e isso é perfeitamente normal. A diferença entre um cristão e um não cristão é que aquele que foi resgatado vai conhecer a Deus em toda sua beleza e, assim, confiará cada vez mais no caminho do Pai. Não existe nenhuma caminhada marcada apenas por dias de alegria e euforia.

Boa parte dos quadros depressivos e ansiosos que atendo são relativos a um tipo de frustração com Deus porque as situações nem sempre têm resultado positivo como pensamos ou fomos ensinados a crer. Esse ensino, porém, não nos provê alicerces sólidos para suportar o dia mau, de modo que nos faltam respostas e fundamentos para compreender os dias em que parece que o Senhor se distanciou de nós e nos deixou à mercê do Inimigo.

Ficamos depressivos por achar que, nesse período, Deus perdeu o controle, não nos ama ou simplesmente não foi um Pai tão amoroso como gostaríamos. Da mesma forma, podemos ficar ansiosos por achar que, se está acontecendo algo ruim conosco, nos falta fé ou agimos tão erroneamente a ponto de impedir o agir divino em nossa vida. A fé, então, se esfarela entre os dedos daquele cuja vida constantemente oscila, mas hesita em compreender que Deus permite dias maus em nossa caminhada. Durante esse processo, muitos se rendem ao ativismo religioso, como diz a linguagem popular: dobram a meta, o que os conduz progressivamente ao adoecimento emocional.

Quer um medicamento contra esse mal? Faça uma leitura diária de um salmo porque ali sempre nos veremos refletidos e aprenderemos emocional e progressivamente a orar e a viver conforme uma fé saudável para cada circunstância. Davi foi um homem segundo o coração de Deus e isso o fez se apresentar ao Criador sem reservas em cada circunstância. Ele soube viver os dias ruins sem perder de vista que o Senhor estava com ele em todos os momentos.

## PRÁTICA 1

### ORAÇÃO

Senhor Deus, eu me apresento a ti não como um filho inabalável e sempre confiante. Reconheço que, em muitos momentos de dor e angústia, não tenho conseguido ver tua poderosa mão agir em minha vida. Peço-te a sabedoria necessária para te ver nos dias ruins. Dai-me revelação para compreender que tu sempre estás ao meu lado. Ajuda-me a depender de ti nestes dias.

## PRÁTICA 2

### UM CONCEITO PARA GRAVAR

Você vai oscilar ao longo do caminho, mas a graça de Deus para com sua vida é contínua.

## PRÁTICA 3

A caminhada cristã pode ser marcada por momentos de euforia e júbilo alternados com tempos de tristeza e perda de prazer em viver. Medite nos dois salmos a seguir e perceba como Davi, o homem segundo o coração de Deus, soube orar e viver esses dias. Note que ele, em nenhum momento, negou suas emoções ou fez algum tipo de oração falsamente positivista nos dias maus. Ele foi segundo o coração de Deus exatamente por viver com sinceridade diante do Pai e por dar respostas de quebrantamento transparentes nos dias bons e ruins.

> Como odeio essa religião tola! Mas em ti, ó Eterno, eu confio. Salto e canto por teu amor, pois viste minha dor, desarmaste meus atormentadores, não me deixaste em suas garras e me deste espaço para respirar. Sê bondoso para comigo, ó Eterno! Estou outra vez envolvido num grave problema. Meus olhos já choraram muito; sinto-me vazio por dentro. Minha vida se esvai, gemido a gemido; meus dias desaparecem na esteira dos meus suspiros. Meus problemas me desgastaram, transformaram meus ossos em pó. Para os meus inimigos, sou um monstro; sou ridicularizado pelos vizinhos. Meus amigos estão horrorizados; eles atravessam a rua para me evitar. Querem me apagar da memória, esquecer-se de mim como de um defunto na sepultura, descartar-me como se eu fosse um prato quebrado. Ouço a fofoca deles sobre mim. Eles me têm por imo! Atrás de portas fechadas, eles tentam achar um jeito de me arruinar para sempre. Desesperado, lanço-me sobre ti: tu és o meu Deus! De hora em hora, entrego meus dias em tuas mãos, para ficar fora do alcance dos que querem me pegar. Aquece teu servo com um sorriso e me salva, porque me amas, não me dês o desgosto de não te mostrares: não é de hoje que estou pedindo. Tu podes deixar o perverso confuso, balançando a cabeça, sem esperança, enquanto escorrega lentamente para a sepultura. Amordaça os mentirosos e fofoqueiros que importunam este teu seguidor com zombarias e críticas mordazes. (Salmos 31:6-18 – A Mensagem)

Como você percebe os sentimentos de Davi nessa parte de sua vida? Alguma vez você já se identificou com ele e se sentiu triste e vazio por dentro? A postura de Davi reflete alguém que nunca viveu tristeza ou desespero? Escreva suas impressões.

_____
_____
_____

Luz, espaço, vida — isso é o Eterno. Com ele ao meu lado, sou destemido: não tenho medo de nada nem de ninguém. As gangues me perseguem prontas para me comer vivo, mas aqueles brigões tolos vão parar no chão. Quando cercado, fico calmo feito um bebê. Mesmo quando todo mal vier sobre mim, mantenho-me tranquilo. Peço ao Eterno uma coisa, apenas uma coisa: Que eu possa viver com ele em sua casa durante toda a minha vida. Ali, contemplarei sua beleza e estudarei aos seus pés. Esse é o único lugar calmo e seguro neste mundo turbulento, a fuga perfeita, para bem longe da agitação. O Eterno me põe muito acima de todos os que tentam me derrubar. Na sua casa, me apresento com hinos que fazem tremer o chão! Canto canções que falam de Deus; componho músicas para o Eterno. (Salmos 27:1-6 – A Mensagem)

Novamente, tente compreender o que se passava no coração de Davi. Observe que, ao contrário do salmo anterior, ele está alegre, destemido. Você viverá dias assim e será perfeitamente normal. Sua caminhada terá dias de oração marcados pelo desespero e dias de grande confiança em Deus. Reflita sobre isso e escreva abaixo uma oração honesta para o seu momento de vida hoje.

_____
_____
_____
_____
_____

# 3

# Você não terá todas as respostas durante o caminho

As coisas encobertas pertencem ao SENHOR, o nosso Deus, mas as reveladas pertencem a nós e aos nossos filhos para sempre, para que sigamos todas as palavras desta lei. (Deuteronômio 29:29)

Em sua generosidade, Deus me concedeu três filhos. Atualmente, Tiago tem dez anos; Laura, sete; e Ana, quatro. Há vários momentos gratificantes ao educá-los, mas sem dúvida os mais divertidos são as perguntas sem filtro que eles fazem. Laura é bastante perspicaz nesse quesito e constantemente sou bombardeado por uma criança tão pequena com questionamentos extremamente interessantes. Nos últimos meses, fui atentamente arguido: "Por que Deus não mata o Diabo de uma vez?"; "Por que existem pessoas pobres e outras bilionárias?"; "Como alguém não ama a Deus se ele é bom?"; "Como posso acreditar em Jesus se eu nunca o vi?"; "Se Deus controla tudo, porque o mal existe?" etc.

É curioso o fato de muitos de nós cristãos darmos respostas simplistas para dilemas existenciais complexos. Particularmente, tenho dificuldade com cristãos que sempre têm repostas simples e práticas demais para toda crise existencial que se desenhe debaixo do sol. Conheço diversos cristãos maduros que ponderam muito antes de emitir um veredito diante da dor de alguém que foge totalmente da nossa compreensão.

Nesse contexto, talvez não exista profissão mais incisiva do que a do psiquiatra para ensinar que a vida nem sempre segue o curso que gostaríamos. O consultório tem uma rotina de atendimento de cristãos que é, por vezes, angustiante: alguns perderam filhos pequenos em acidentes; outros sofreram abusos; há fiéis que sofreram de enfermidades; e há também mortes precoces de líderes que eu imaginava com clareza terem um grande futuro em Deus.

Se as respostas para todas as perguntas da vida são necessárias para sua caminhada com Jesus, talvez seja melhor você parar, pois todos teremos de conviver com incógnitas, com questionamentos sem solução e com situações incompreensíveis, até mesmo com aparentes injustiças. Não tenho intenção de, com essa fala, desanimá-lo durante a jornada, mas de trazer o realismo necessário para você prosseguir. Além disso, é importante compreender que você não está sozinho nesse mar de indagações, uma vez que muitos cristãos piedosos já levantaram os mesmos questionamentos.

Também não quero que você pense, com esses argumentos, que Deus perdeu o controle sobre a humanidade, de maneira alguma. Ele continua a ser soberano, é e está sobre todas as coisas, por mais incompressível que isso possa parecer à razão humana (abordarei esse tema em capítulo oportuno). É essencial compreendermos que não teremos todas as respostas que gostaríamos e que buscá-las a todo custo não vai ajudar no cultivo de uma fé saudável, pelo contrário.

> Muitos cristãos não prestam a devida atenção ao texto e estão cegos para o fato de que Jó não sabia dos acontecimentos do mundo espiritual.

De certo, você não está proibido de procurar compreender o que se sucede, mas é preciso aceitar que Deus, em muitas ocasiões, não lançará um feixe de luz sobre questionamentos realmente importantes e pertinentes para sua vida. De fato, não somente para as situações pessoais, mas também em todo o Universo existem mistérios e coisas ocultas que o Senhor faz questão de não nos revelar e tem motivos precisos para controlar as respostas.

Já passei por fases de pensar muito sobre esse tema. Talvez muitas das respostas divinas nos deixassem ansiosos ou angustiados; outras nos deixariam imaturos ou prepotentes. Além disso, Deus amorosamente sabe que não precisamos delas neste momento, tampouco ao longo de nossa vida.

No livro de Jó, temos o testemunho de um servo de Deus íntegro que não soube do motivo do seu sofrimento. Muitos cristãos não prestam a devida atenção ao texto e estão cegos para o fato de que Jó não sabia dos acontecimentos do mundo espiritual. O Senhor não respondeu claramente a Jó sobre o motivo de seu sofrimento e o inundou com diversas perguntas. A revelação da grandeza divina fez Jó declarar:

> "Sei que podes fazer todas as coisas; nenhum dos teus planos pode ser frustrado. Tu perguntaste: 'Quem é esse que obscurece o meu conselho sem conhecimento?' Certo é que falei de

coisas que eu não entendia, coisas tão maravilhosas que eu não poderia saber." (Jó 42:2-3)

Muitas vezes, diante dos questionamentos de Laura, respondo: "Filha, você não precisa saber disso agora porque isso não é necessário e não vai gerar crescimento emocional". Então, se eu, que sou um pai limitado por minha humanidade, compreendo que ela não está pronta para algumas discussões, quanto mais o nosso Senhor perfeito e cheio de toda sabedoria sabe exatamente as respostas de que precisamos para este dia.

### PRÁTICA 1

#### ORAÇÃO

Senhor Deus, que eu possa te conhecer como Jó conheceu. Que eu seja capaz de dizer que teu conhecimento é maravilhoso demais para mim e compreender que, mesmo quando não tenho todas as respostas, teu amor permanece e teu cuidado está sempre presente. Dai-me a paciência e a paz de que preciso para viver bem todos dias, ainda que eu não tenha a resposta que eu gostaria para o sofrimento.

### PRÁTICA 2

#### UM CONCEITO PARA GUARDAR

Você não terá as respostas que deseja, mas as que Deus achar necessárias.

### PRÁTICA 3

#### AS COISAS OCORREM NO MUNDO ESPIRITUAL, MAS VOCÊ NÃO TEM ACESSO A TODAS ELAS

Leia o seguinte texto das Escrituras:

Ele prosseguiu: "Não tenha medo, Daniel. Desde o primeiro dia, em que você decidiu buscar entendimento e se humilhar diante do seu Deus, as suas palavras foram ouvidas, e eu vim em resposta a elas. Mas o príncipe do reino da Pérsia resistiu a mim durante vinte e um dias. Então, Miguel, um dos príncipes supremos, veio em minha ajuda, pois eu fui impedido de continuar ali com os reis da Pérsia. Agora, vim explicar a você o que acontecerá ao seu povo nos dias que virão; pois a visão se refere a uma época futura." (Daniel 10:12-14)

A Bíblia nos diz que existem coisas encobertas que não saberemos. Como eu disse anteriormente, nosso Pai sabe das respostas de que precisamos para o dia de hoje. Entretanto, o aparente silêncio divino não sinaliza que ele não esteja atuando em nossa vida.

A passagem da leitura nos mostra que Daniel havia iniciado um propósito de jejum e oração, mas não teve o entendimento do que acontecia em sua vida de imediato. Passaram-se vários dias de verdadeira guerra cósmica, na qual um anjo da parte do Senhor teve de lutar contra as forças espirituais do mal para que a mensagem pudesse chegar a Daniel.

Muitas vezes, não vamos compreender o que está acontecendo, e o Senhor nos poupará de inúmeras situações para que nossa saúde emocional não seja afetada. Se muitos de nós ficamos ansiosos com o pouco que sabemos, imagine como seria se tivéssemos acesso total à realidade espiritual que nos cerca? Quantos livramentos Deus nos permite ter diariamente sem que, ao menos, tenhamos ciência de quaisquer deles! O texto bíblico, porém, é claro: desde o primeiro dia que Daniel resolveu orar com humildade diante do Senhor, suas orações estavam sendo ouvidas.

Quais são os problemas que você tem vivido e para os quais gostaria de ter resposta?

_____
_____
_____

Faça uma oração na qual colocará ao Senhor suas angústias sem resposta. Seja sincero em relação aos seus sentimentos. Tenha em mente que, ao orar, mesmo que você não consiga ver a resposta, Deus está ouvindo seu clamor.

_____
_____
_____

## 4

# Deus controla cada passo

Lembrem-se disso, gravem-no na mente, considerem seriamente no íntimo, ó rebeldes. Lembrem-se das coisas passadas, das coisas muito antigas! Eu sou Deus, e não há outro; eu sou Deus, e não há outro como eu. Desde o início, faço conhecido o fim, desde tempos remotos, o que ainda virá. Eu digo: "O meu propósito permanecerá em pé, e farei tudo o que me agrada. Do oriente convoco uma ave de rapina; de uma terra bem distante, um homem para cumprir o meu propósito. O que eu disse, isso eu farei acontecer; o que planejei, isso farei". (Isaías 46:8-11)

Se me perguntassem qual é a primeira coisa que todo cristão deveria conhecer logo após iniciar um discipulado, eu responderia sem nenhuma dúvida que é a doutrina da soberania de Deus. Não basta apenas compreender que não teremos todas as respostas que gostaríamos, precisamos também ir além e acreditar com convicção que o Senhor governa todas as coisas. Esse é um dos pilares da fé saudável.

Se não compreendemos a magnitude dessa doutrina, nos rendemos facilmente a qualquer fé antropocêntrica que tenta nos colocar no centro do Universo, como os únicos agentes causais de nosso destino. Afinal, se o Criador não governa todas as coisas e se eu sou o construtor de meu caminho, devo lutar solitariamente com todas as minhas forças, porque o sucesso será meramente um fruto de meu esforço e mentalidade. Talvez eu até busque ao Senhor na caminhada, mas seguirei sempre cansado e sob risco de um burnout (esgotamento) por achar que sou eu a força motriz que rege minha vida.

O modo humanista de viver causa depressão, frustração e ansiedade. Já uma correta percepção da soberania divina é um santo remédio para os dias ruins que certamente ocorrerão em nossa vida. Consigo observar essa verdade na prática clínica: cristãos que compreenderam com maior precisão a soberania de Deus elaboram os traumas de modo mais adequado e conseguem ter um coração mais pacificado durante as crises. É importante ressaltar que não significa que aqueles que creem no Senhor e na providência divina não sofram de ansiedade ou não se angustiem. Entretanto, é inegável que há um mecanismo terapêutico extraordinário no entendimento dessa doutrina.

De 2010 a 2012, vivi anos muito difíceis. Simone e eu tivemos três abortos nesse intervalo, passamos por crises emocionais e conjugais que nos abalaram profundamente. Em 2012, Simone engravidou pela quarta vez e, em uma ultrassonografia de rastreamento, descobrimos que nosso bebê poderia ter alguma síndrome genética. Optamos por não fazer nenhum exame invasivo, pois seria necessária uma biópsia dentro do útero; então, tivemos a certeza no parto de que nosso primeiro filho, Tiago, tinha síndrome de Down.

> A soberania de Deus se manifesta em cada detalhe.

É muito fácil confiar na soberania de Deus quando tudo dá certo em nossa vida, conforme nossos critérios de sucesso, felicidade e bem-estar. Entretanto, somente compreendemos a beleza da construção divina quando, algum tempo depois do ocorrido, conseguimos olhar em retrospectiva e ter uma visão mais precisa de que o Pai em nenhum momento perdeu o controle e fez seu poder se aperfeiçoar na nossa fraqueza. A providência é algo aprendido mediante a revelação das Escrituras e as experiências de vida.

Filhos especiais nos ensinam muito. A primeira pergunta que fiz foi: "Por que eu?" Confesso que levei esse questionamento a Deus em oração por vários dias. Hoje, dez anos depois, vejo que Tiago foi uma imersão da revelação da soberania divina muito maior que qualquer tratado de teologia sobre o assunto. Aos poucos, compreendi a beleza em um mundo imperfeito, alegria em um mundo triste e vida espiritual naquilo que o mundo considera fraqueza. Com o tempo, aprendemos a não ver nossos filhos apenas com olhos humanos, mas com os da fé. A soberania de Deus se manifesta em cada detalhe.

Como o texto de Isaías que inicia este capítulo, compreendemos que o Senhor não somente conhece o futuro, mas o planeja e realiza sem que nada fuja ao controle de sua vontade. Filhos especiais não são erros genéticos ou falhas cromossômicas, mas existem segundo o propósito do Criador. Nada foge ao controle divino e o que ele diz que vai acontecer, mediante seu planejamento, isso ele fará em toda área de nossa vida.

A doutrina da providência é enfática na afirmação do propósito divino para todas as coisas, ainda que não façam nenhum sentido para nós: "O meu propósito permanecerá em pé, e farei tudo o que me agrada".

Paulo deu tanta ênfase a esse ensino que nos apresentou uma importante revelação do Espírito: "Sabemos que todas as coisas contribuem juntamente para o bem de todos aqueles que amam a Deus, dos que foram chamados de acordo com o seu propósito" (Romanos 8:28).

Jesus disse que nenhum pardal cai na terra sem o consentimento do Pai e que todos os fios de cabelo de nossa cabeça estão contados (Mateus 10:29-30). As deficiências, as enfermidades, as crises que passamos e todos os demais sofrimentos deste mundo não estão fora do alcance do conselho sábio e dominante do nosso Senhor.

Talvez o pensamento a seguir seja duro, mas saiba que há somente dois caminhos diante da soberania de Deus: ou você se rende a ela ou lutará, muitas vezes de maneira ansiosa e infrutífera, para assumir um controle sobre sua vida que não é seu. Não implica que nossas escolhas não tenham responsabilidade, mas que o propósito divino para nós não pode ser frustrado pelos dias ruins, por falta de fé, fraqueza emocional ou sofrimentos, pois Deus não está sujeito a nós. Creia nisso ao longo de toda sua caminhada.

## PRÁTICA 1

### ORAÇÃO

Senhor Deus e Pai, revela-me tua providência. Torne meu coração convicto de que meus sofrimentos presentes não estão fora do teu controle. Preenche-me com a paz que excede a todo entendimento. Reconheço que alguns sofrimentos fogem à minha compreensão racional e às vezes tenho dificuldade para compreender tua soberania em meio a tanta dor. Ensina-me a confiar em ti nos dias difíceis sem que isso me desumanize ao ponto de apresentar-te apenas orações áridas e cheias da minha vontade. Submeto minha vida, meus sentimentos e meu destino ao teu governo soberano, ciente de que tua vontade governa todas as coisas. Amém.

## PRÁTICA 2

### UM CONCEITO PARA GUARDAR

Muitos são os planos do nosso coração, mas o propósito do Senhor prevalecerá.

## PRÁTICA 3

Providência é, sobretudo, confiança de que Deus vai prover aquilo de que precisamos, seja emprego, alimento, seja saúde ou todo o restante do que precisamos aqui na terra. Dessa forma, não haverá apenas dor, mas também doses adequadas de alegria, felicidade e energia para seguirmos em frente. O Senhor nos proverá todas as coisas de que precisamos ao longo da jornada. Nosso Pai está sempre presente, seja nos momentos bons ou nas dificuldades.

Medite nos textos a seguir acerca da providência de Deus:

> Não sobreveio a vocês tentação que não fosse comum aos homens. Mas Deus é fiel; ele não permitirá que vocês sejam tentados além do que podem suportar. Antes, quando forem tentados, ele mesmo providenciará um escape, para que a possam suportar. (1Coríntios 10:13)

> Deste-me vida e foste bondoso para comigo e na tua providência cuidaste do meu espírito. (Jó 10:12)

> Ordene aos que são ricos deste mundo que não sejam arrogantes nem ponham a esperança na incerteza da riqueza, mas em Deus, que de tudo nos provê generosamente para a nossa satisfação. (1Timóteo 6:17)

> Portanto, não sejam como eles, porque o seu Pai sabe do que vocês precisam, antes mesmo de lhe pedirem. (Mateus 6:8)

> Então, Jesus lhes perguntou: "Quando eu os enviei sem bolsa, sem saco de viagem e sem sandálias, faltou alguma coisa?" "Nada", responderam. (Lucas 22:35)

> O justo come até satisfazer o apetite, mas os ímpios permanecem famintos. (Provérbios 13:25)

> e dele recebemos tudo o que pedimos, porque obedecemos aos seus mandamentos e fazemos o que lhe agrada. (1João 3:22)

Eu farei que elas e os lugares ao redor da minha colina sejam uma bênção. Na estação própria, farei descer chuva; haverá chuvas de bênçãos. (Ezequiel 34:26)

O meu Deus suprirá todas as necessidades de vocês, de acordo com as suas gloriosas riquezas em Cristo Jesus. (Filipenses 4:19)

Busquem, pois, em primeiro lugar o reino de Deus e a sua justiça, e todas essas coisas serão acrescentadas a vocês. (Mateus 6:33)

O que você aprendeu ao ler esses textos sobre a providência de Deus?
_____
_____
_____
_____

Faça uma lista de oração e coloque debaixo do governo de Deus suas maiores necessidades atuais, sejam materiais, espirituais ou emocionais.
_____
_____
_____
_____

# 5

# Você nunca será pleno aqui

> Ele fez tudo belo ao seu tempo. Também pôs a eternidade no coração do homem, sem que este consiga compreender a obra que Deus fez do começo ao fim. (Eclesiastes 3:11)

Branca era uma paciente dedicada, com vida espiritual frutífera e amante de bons livros. Durante um atendimento, ela questionou qual o motivo de ela ainda sentir certo desconforto persistente, que às vezes nomeava de angústia, mesmo já tendo superado os sintomas depressivos que a fizeram me procurar incialmente. Esses desconfortos existiam mesmo antes da depressão. Sua pergunta era pertinente: Seria possível alguém ter algum tipo de plenitude na terra e viver sem desconforto? Existe algum ser humano que chega ao ponto de viver sem sentir tristeza, ou angústia, totalmente satisfeito nesta terra?

As Escrituras novamente nos trazem algumas reflexões sobre esse tema. Eclesiastes nos diz que Deus nos projetou para a imortalidade (eternidade). Vivemos agora neste mundo, mas nada nele será capaz de suprimir a sensação permanente de incompletude, de que somos estrangeiros e peregrinos. Como Deus nos desenhou conforme a imagem e semelhança dele, desejamos a eternidade; temos uma espécie de sensor espiritual em nossa composição que nos chama à transcendência e busca do Criador. Nada neste mundo pode suprir completamente essa necessidade.

Ao longo do caminho, muitos de nós tentamos bloquear ou inibir essa ausência, mas ela reaparecerá com recorrência, ainda que não seja compreendida como o desejo pela eternidade. Em todas as culturas, existe a busca por Deus, seja por meio da verdade de Jesus Cristo, seja por outra tentativa.

Diversas pesquisas das neurociências tentam descobrir uma eventual área do cérebro humano que explique a razão de diferentes povos buscarem algum tipo de contato com alguma divindade. Creio que essas pesquisas, como estão apontando, podem mostrar que a atividade espiritual ativa determinadas regiões cerebrais. Contudo, como sabemos que somos seres espirituais, nunca haverá algum tipo de medicamento ou substância capaz de nos completar plenamente para abolir nosso impulso e desejo pela eternidade.

Desejos, vontades e anseios impossíveis de serem satisfeitos nessa terra sempre existirão. Por melhor que seja nossa vida e por mais que aproveitemos a jornada, devemos ter a convicção de que a vida terrena é apenas um treino, uma escola, uma preparação para o que viveremos na eternidade com Cristo.

Quando Salomão escreveu Eclesiastes, estava perto do fim da vida e já tinha experimentado tudo que o poder e o dinheiro poderiam proporcionar. O rei percebeu claramente que muitas coisas eram vaidade, vapor, algo sem substância durável e que existem lacunas que nunca serão preenchidas por meio de uma vida abundante, seja no espectro intelectual seja no material.

> A imortalidade que habita em nós nos levará cada vez mais a desejar o reino de Deus de todo coração, alma e entendimento.

Pedro nos diz que somos como estrangeiros e peregrinos na terra (1Pedro 2:11) e essa verdade explica muito acerca da nossa vida emocional neste mundo. Quando você entrega a vida a Cristo, a sensação de não pertencimento toma uma amplitude cada vez maior e faz que, para muitos cristãos, a terra seja um lugar que pode ser considerado bastante interessante de ser desfrutado, mas cada vez menos nosso destino.

Quanto mais andamos com Cristo, mais momentos viveremos com a nítida sensação de que existe algo além, um lugar mais sublime e alguém que precisamos conhecer mais intensamente para alcançar plena satisfação. Esse algo, lugar e pessoa serão revelados por completo quando estivermos plenamente com ele, depois de deixarmos nosso corpo corruptível, seja pela morte, seja pelo retorno de Cristo.

> Agora, pois, vemos apenas um reflexo, como em um espelho, mas, um dia, veremos face a face. Agora conheço em parte, mas, um dia, conhecerei plenamente, da mesma forma que sou plenamente conhecido. (1Coríntios 13:12)

Não significa que devamos ir para um mosteiro nem deixar de desfrutar da vida debaixo do sol, porque "não há nada melhor para o homem do que ser feliz e praticar o bem enquanto vive" (Eclesiastes 3:12), mas é certo que, quanto mais direcionarmos nosso anseio espiritual pela eternidade para as coisas materiais ou quanto mais pensarmos ser possível gozar de toda plenitude nesta terra, mais seguiremos em idolatria, compulsão, frustração, ansiedade ou depressão.

É necessário separar o anseio pela eternidade dos sintomas depressivos ou ansiosos. Ao contrário destes, a imortalidade que habita em nós nos levará cada vez mais a desejar o reino de Deus de todo coração, alma e entendimento. O anseio pela eternidade não nos paralisa; pelo contrário, nos move a viver conforme aquilo pelo que esperamos desde já.

Ao sentir uma angústia recorrente por algo que você não sabe o que é, ou um desejo de estar em um lugar que sua mente não consegue imaginar na totalidade, lembre-se de que é possível ser o anseio pela eternidade atuando. Você nunca será plenamente satisfeito aqui.

## PRÁTICA 1

### ORAÇÃO

Senhor Deus, que eu tenha cada vez mais a certeza de que estarei na eternidade para sempre contigo. Não permitas que meu anseio pela eternidade me direcione a ídolos, compulsões ou a uma busca de coisas materiais para ter repostas que só conseguirei em ti. Ajuda-me também a não seguir o caminho oposto, de demonizar ou abolir os prazeres lícitos que tu colocarás em meu caminho para meu desfrute e alegria.

## PRÁTICA 2

### UM CONCEITO PARA GUARDAR

Você foi projetado para a imortalidade, mas só a viverá completamente em Cristo.

## PRÁTICA 3
Leia e medite nos textos bíblicos a seguir:

Agora, pois, vemos apenas um reflexo, como em um espelho, mas, um dia, veremos face a face. Agora conheço em parte, mas, um dia, conhecerei plenamente, da mesma forma que sou plenamente conhecido. (1Coríntios 13:12)

Então, vi novos céus e nova terra, pois o primeiro céu e a primeira terra tinham passado, e o mar já não existia. Vi a cidade santa, a nova Jerusalém, que descia dos céus, da parte de Deus, preparada como uma noiva adornada para o seu esposo. Ouvi uma forte voz que vinha do trono e dizia: "Eis que o tabernáculo de Deus está com os homens, com os quais ele viverá. Eles serão os seus povos; o próprio Deus estará com eles e será o Deus deles. Ele enxugará dos seus olhos toda lágrima. Não haverá mais morte, nem aflição, nem choro, nem dor, pois as coisas antigas já passaram." (Apocalipse 21:1-4)

Vivemos uma tensão que a teologia costuma chamar de "o tempo entre o já e o ainda não". De fato, algumas coisas já aconteceram conosco: fomos salvos, destinados a morar com Deus na nova terra que ele construirá e já estamos assentados com Cristo nas regiões celestiais. Entretanto, estamos reféns do "ainda não". Ainda não temos nosso corpo glorificado, o corpo perfeito que teremos somente após a ressurreição, estamos sujeito às enfermidades, a um mundo socialmente desigual e à ação das forças espirituais do mal que lutam contra nós.

Como cristãos, teremos sempre um conflito interno entre o que a Bíblia diz que já somos em Cristo e o que ainda devemos nos tornar. Algumas promessas serão cumpridas na terra; outras, apenas na eternidade. Não me refiro aqui apenas aos grandes eventos do fim. As Escrituras afirmam que há orações dos santos de alguma maneira armazenadas por Deus em taças de ouro cheias de incenso (Apocalipse 5:8), que testemunharão ações divinas no futuro.

Algumas das orações que fazemos por nossos filhos, familiares e amigos talvez não se concretizem ao longo da nossa vida, mas podem se cumprir após nossa morte. Nenhuma oração ficará sem resposta, embora o retorno seja sempre conforme a vontade do Senhor. Essa compreensão é muito terapêutica porque nos mostra que já vivemos parte do reino vindouro, mas algumas promessas apenas serão vividas em toda plenitude no futuro.

Apocalipse nos diz com clareza que Deus fará "um novo céu e uma nova terra" (21:1). Entender essa realidade nos imuniza de uma escatologia, que é a doutrina do fim dos tempos, pessimista, pois acreditaríamos que não podemos viver nada do reino de Deus neste tempo. Também evita a escatologia otimista demais, segundo a qual esperaríamos viver tudo na presente vida. Ainda não somos ou vivemos o que gostaríamos no Criador, mas, em Jesus, já começamos nossa jornada da eternidade. Nosso passaporte para o céu já foi comprado por Cristo na cruz. Algumas de nossas lágrimas somente serão enxutas na eternidade quando pudermos ver o Senhor face a face.

Agora faça uma oração de gratidão por escrito a Deus pelo que você já recebeu de Jesus na cruz. Durante essa oração, medite e traga ao coração a verdade de que um dia você viverá em um novo céu e uma nova terra, onde não haverá pranto nem dor.

# 6

# O caminho será prazeroso mesmo sem grandes aventuras

Lembramos constantemente, diante de nosso Deus e Pai, do trabalho de vocês que resulta da fé, do esforço motivado pelo amor e da perseverança proveniente da esperança em nosso Senhor Jesus Cristo. (1Tessalonicenses 1:3)

Desde pequenos, valorizamos os heróis e as pessoas que realizam feitos extraordinários de um universo distante e impessoal, vistos como portadores de grandes habilidades, acima do espectro normal de convivência da humanidade. Esses personagens estavam restritos a um mundo de ficção, mas essa visão tem mudado nas últimas décadas.

Facilmente percebemos em nossa cultura recente a valorização excessiva de pessoas que dizem fazer algo revolucionário, impactante, sobrenatural, inédito e disruptivo. Sendo assim, pessoas comuns, com propósitos comuns e vidas comuns tornaram-se depreciadas ou ignoradas.

Com grandes dificuldades, João se formou na universidade. Lembro-me de sua alegria ao descrever que havia recebido uma proposta de emprego que mudaria de maneira significativa seu patamar de renda. A empresa oferecia treinamentos e uma progressão de salário à medida que metas fossem alcançadas.

O pensamento de João se transformou quando ele conheceu o treinamento de um coach, um mentor, na internet. Era um homem que enfatizava, com uma oratória perspicaz, que ninguém deveria viver de forma medíocre em uma empresa, mas todos deveriam se lançar sem medo no caminho do empreendedorismo radical e da mudança de mentalidade, ou seja, empreender a qualquer custo sem ser refém de nenhum emprego visto como comum. Sem pensar muito, ele largou o emprego e, alguns meses depois, estava endividado e frustrado porque o método não tinha funcionado como o esperado.

Esse padrão de comportamento também é visto nas comunidades cristãs: temos a tendência de valorizar pessoas com grandes chamados, apóstolos, pessoas com uma missão diferenciada ou que sonham em mudar para algum país e, literalmente, transformar o mundo. Desvalorizamos a vida cristã comum, as disciplinas cristãs de longo prazo e as pessoas ordinárias que fazem parte do nosso dia a dia comunitário.

Não tenho a intenção de depreciar a história de homens e mulheres escolhidos e usados pelo Senhor que impactaram a história nem afirmo que todos aqueles que querem hoje viver algo considerado extraordinário estejam fora dos propósitos divinos. Entretanto, o cristianismo é feito e vivido majoritariamente por cristãos vistos como comuns, pelas pessoas desconhecidas que não têm muitos seguidores nas redes sociais tampouco são lembradas como pregadoras distintas ou influencers. A maior parcela dos cristãos prega o evangelho, ensina com fidelidade e vive uma vida piedosa de serviço nas igrejas locais e em suas famílias no anonimato.

Muitas vezes sou convidado para pregar em lugares periféricos em cultos em dias úteis. Sempre fico maravilhado quando vejo muitos cristãos com uniformes de trabalho, saídos do transporte público e dispostos a tirar um momento durante a semana para orar e buscar ao Senhor em reuniões comuns.

> Ser um cristão comum não é sinônimo de ter uma vida medíocre, mas de um viver regado à simplicidade repleta de significado.

Da mesma forma, é impactante perceber que há um número enorme de homens e mulheres que são desconhecidos do grande público, mas se doam com muito amor ao cuidado de suas famílias e ao serviço cristão que não aparece nos holofotes. Não há nada mais extraordinário que manter uma rotina regular de ensino das Escrituras dentro de nossos lares.

Minha intenção aqui é reforçar que ser um cristão comum não é sinônimo de ter uma vida medíocre, mas de um viver regado à simplicidade repleta de significado. Quando investimos nosso tempo e nossos esforços em alguém ou algo visando glorificar a Deus, de maneira alguma isso é comum, medíocre ou sem significado. Os cristãos comuns talvez nunca tenham sua história registrada em livros de grande repercussão, tampouco sejam reconhecidos pelo grande público, mas constroem todos os dias uma espiritualidade carregada de fé e significado.

Na sociedade do cansaço e do espetáculo, somos chamados a ser extraordinários, hiperativos, multiplicadores, máquinas de fazer discípulos, adorados por todos e prósperos em diferentes áreas de nossa vida. Somos convocados a ser épicos, revolucionários, incríveis, inovadores e disruptivos.

A vida cristã comum, normal, é malvista ou repelida como sinal de uma existência subutilizada e insignificante. Ninguém quer ser comum, simples ou viver um chamado pequeno dentro de seu lar ou comunidade, mas o exagero em querer sempre viver algo novo, radical ou extraordinária vem roubando, pouco a pouco, o valor e a beleza das disciplinas cristãs que podem ser experimentadas no discipulado de longo prazo.

Não se angustie por ser comum.

## PRÁTICA 1

### ORAÇÃO

Senhor Deus, ensina-me a valorizar as coisas ordinárias e simples da minha vida. Não permita que o anseio pelo extraordinário me impeça de ver propósitos cheios de significado em meu trabalho, em minha família e na minha vida cristã comum. Ensina-me a viver de tal forma que te glorifique em todas as áreas. Torna o meu coração grato pela porção diária que tenho hoje. Ajuda-me a ter uma percepção maior de que as coisas comuns são sempre extraordinárias. Afinal, todo aspecto da minha vida é um grande milagre.

## PRÁTICA 2

### UM CONCEITO PARA GUARDAR

Você pode viver uma vida comum, mas cheia de significado.

## PRÁTICA 3

Pense nas seguintes palavras:
extraordinário   disruptivo   inovador   multiplicador   épico

Agora, reflita nas seguintes palavras:
básico   imperfeito   comum

Quais dessas palavras você costuma ver com maior frequência nas suas redes sociais e ouvir mais vezes na sua roda de amigos? Gosto muito das últimas três palavras: básico, imperfeito e comum. As iniciais foram BIC. Certa vez estava preparando uma pregação e olhei para a famosa caneta BIC e estudei a história da caneta esferográfica mais vendida no mundo. Descobri que seu design praticamente não mudou, sendo uma caneta básica, longe de ser a mais perfeita, tampouco de ser a mais cara, mas se mantém constante ao longo dos anos em cumprir seu propósito de proporcionar uma escrita de qualidade.

Quando pensamos a fé cristã, devemos orar para que sejamos cristãos tipo BIC. A vida cristã está mais relacionada a pessoas básicas, imperfeitas, mas comuns no longo prazo. O púlpito das igrejas, porém, segue ensinando acerca de uma espiritualidade extraordinária, que pode nos roubar a beleza da vida cristã comum.

Descreva a seguir um dia comum da sua rotina.

_____
_____
_____

Às vezes, você luta contra o sentimento de que sua vida é medíocre ou normal demais? Como você se sente ao ver nas redes sociais pessoas compartilharem histórias extraordinárias? Você alguma vez já se sentiu triste ao se comparar a outras pessoas?

_____
_____
_____

Faça uma oração de agradecimento a Deus por sua vida. Talvez você a considere medíocre ou sem muitas emoções, ainda assim manifeste a Deus o desejo de ser um cristão BIC (básico, imperfeito, mas comum). Diga ao Senhor que, qualquer que seja seu caminho futuro, será extraordinário, uma vez que nada feito com amor é irrelevante para o Reino.

_____
_____
_____
_____

# 7

# O propósito de Deus não o deixará ansioso

Porque Deus nos escolheu nele antes da criação do mundo, para sermos santos e sem culpa diante dele. Em amor nos predestinou para sermos adotados como filhos, por meio de Jesus Cristo, conforme o bom propósito da sua vontade. (Efésios 1:4-5)

Qual é o propósito de Deus para sua vida? Constantemente atendo pessoas aflitas, angustiadas e deprimidas por não descobrirem o propósito divino para sua vida. Entender com sabedoria sobre nosso desígnio nos ajuda a ter uma espiritualidade emocionalmente saudável.

Teresa chegou ao consultório muito ansiosa. Ela namorava com um rapaz cristão maduro havia um ano; eles tinham afinidade cultural, emocional e atração física. A fonte da ansiedade era saber se Deus abençoaria um possível casamento. Apesar das evidências necessárias para tomar uma decisão sábia estarem presentes, ela ainda questionava a bênção divina.

Há um gatilho importante de uma fé não saudável: buscar respostas específicas para questões que as Escrituras nos deixam orientação clara de como decidir com sabedoria e equilíbrio. Lembro-me de que a aconselhei: "Teresa, se você encontrou um rapaz por quem tem atração física, com o qual partilha da mesma fé e existe afinidade emocional/cultural, por que você não se casaria ou Deus deixaria de abençoar esse relacionamento?".

Essa discussão não está restrita às questões afetivas. Semanalmente atendo cristãos que querem diretrizes específicas para a vida e deixam de aproveitar as diversas oportunidades disponíveis dia após dia. Em busca de algo relevante e específico, nos tornamos ansiosos e angustiados por termos uma ideia de espiritualidade que nos distancia do cristianismo leve, prático e frutífero.

Não significa que não devemos orar ou procurar orientação do Senhor, mas que essa indagação por uma direção clara e direta pode nos enredar em uma fé cheia de misticismo, imatura e até refém de líderes abusivos ou de falsos profetas. Enquanto tentamos encontrar uma grande revelação e um propósito específico, podemos nos tornar passivos, paralisados na espera, ou negligentes com as diretrizes gerais estabelecidas por Deus na Palavra.

O Pai nos escolheu antes da fundação do mundo para propósitos bem claros, inclusive nossa adoção como filhos, para sermos santos e irrepreensíveis perante ele em amor (Efésios 1:3-6). Nesse processo, há dois pontos centrais de ação que precisamos compreender: fazer discípulos e amar o próximo como Jesus amou. Fazer discípulos é o processo que nos ensina a viver segundo os padrões de Cristo, a pregar o evangelho para que as pessoas não apenas conheçam Cristo, mas também desejem imitá-lo em tudo. Imitando Cristo, seremos capazes de amar o nosso próximo e, assim, traremos o reino de Deus para a terra.

Cabe a mim e a você, como igreja do Senhor, sermos discípulos fiéis dele, para que o mundo o conheça. Esse é o propósito da igreja segundo as Escrituras e somente será possível com amor divino que nos impede de viver uma fé ativista ou que deseja ganhos secundários distantes do propósito do Criador.

Dessa forma, a caminhada cristã deve ser prática, e somos chamados para viver as Escrituras em sua integralidade, buscando continuamente ao Senhor, que direcionará nosso caminho sem gerar em nós ansiedade, peso ou roubo de identidade. Temos de nos dedicar a fazer o que está escrito nos mandamentos da Palavra, e Deus nos revelará os propósitos que ele estabeleceu antes da fundação do mundo.

Você tem uma proposta de emprego? Faça o melhor trabalho como para o Senhor e será abençoado. Você conheceu alguém que tenha requisitos claros para um relacionamento? Se sim, por que Deus não abençoaria o projeto de formar uma família? Em vez de pedir revelação divina para projetos espirituais e ministeriais específicos, aproveite o dia para fazer coisas comuns e viver os propósitos gerais que Deus já estabeleceu nas Escrituras. Ore pelos que precisam de intercessão, visite um enfermo, exerça a caridade. Esse é o propósito do Senhor para sua vida hoje.

Depois de fazer um discurso relacionado àquilo que viria sobre a terra, Jesus mostrou a importância de compreender a caminhada com ações práticas e comuns até que ele volte:

"Então os justos lhe responderão: 'Senhor, quando te vimos com fome e te demos de comer, ou com sede e te demos de beber? [...]' O Rei responderá: 'Em verdade lhes digo que tudo o que vocês fizeram a algum desses meus pequenos irmãos, a mim o fizeram' [...] 'Pois eu tive fome, e vocês não me deram de comer; tive sede, e nada me deram para beber' " (Mateus 25:37, 40, 42)

## PRÁTICA 1

### ORAÇÃO

Senhor Deus, sei que não há problema em orar pedindo direção sobre as coisas corriqueiras da minha vida. Peço que tu me dês sabedoria para discernir, por meio das Escrituras e pelo conselho de irmãos maduros, a direção que o Senhor tem para minha vida. Tire do meu coração toda ansiedade de saber com precisão sobre propósitos específicos. Confio ao Senhor minha vida, certo de que tua vontade será cumprida tanto na terra quanto no céu. Ajuda-me a cumprir os propósitos comuns e gerais, a manter as disciplinas espirituais, a cuidar de meu próximo e de minha família. Amém.

## PRÁTICA 2

### UM CONCEITO PARA GUARDAR

Muitos são os planos do coração do homem, mas o que prevalece é o propósito do Senhor.

## PRÁTICA 3

Em quais áreas você precisa de orientação para tomar decisões?
_____
_____
_____
_____

Ao longo de vários anos de caminhada cristã algumas atitudes se tornaram práticas para que eu tomasse decisões conforme a vontade de Deus:

1) *Buscar a Deus em oração e leitura bíblica.* Pode parecer simples, mas muitas decisões difíceis que tomei ao longo da vida aconteceram mediante orientações práticas disponíveis na Palavra de Deus. Além disso, em muitos momentos, o Senhor me fez parar em determinados textos que pareciam martelar minha mente por vários dias. As Escrituras são vivas e nos apontam caminhos. Não há como descobrir os propósitos divinos sem ler a Bíblia.

2) *Perceber os dons já existentes.* Muitas vezes os propósitos de Deus são manifestos em coisas comuns, como afirmei anteriormente. O Pai, em sua multiforme graça, nos permitiu ter habilidades desde a infância, e os propósitos dele são mais fluidos do que pensamos. O Senhor, naturalmente, inclina nosso coração para práticas e ações que estão em sintonia com a missão que ele tem para nós.

3) *Aproveite as oportunidades da vida comum.* Muitas vezes (falarei sobre isso posteriormente) falhamos em compreender que nosso trabalho — cuidar de nossa família e das atividades do dia a dia — é o grande propósito diante de Deus. Abordarei esse tema em capítulo propício. É verdade, porém, que algumas pessoas literalmente querem fazer missões em países distantes, mas são insensíveis à dor de quem está na vizinhança.

4) *Peça orientação e conselho de pessoas próximas e de cristãos maduros na fé.* Um dos grandes pontos negativos de nosso modo de viver o cristianismo é a desvalorização das pessoas mais velhas. Infelizmente, não as vemos como mentoras que já viveram crises pelas quais ainda não passamos, mas pessoas comuns podem ser grandes conselheiras. Devemos aprender a tomar conselhos sábios com pessoas maduras na fé. A resposta divina pode estar em alguém bem mais próximo do que imaginamos.

5) *Tenha fé.* Não é fé na fé, sobre a qual falarei também em capítulo pertinente. Muitas vezes, não teremos todo o plano de Deus plenamente delineado. Entretanto, com conselhos, planejamento e respeito aos valores éticos da fé, Deus fará que você progrida em passos saudáveis ao longo da caminhada. A fé será dada em proporções sem aumentar sua ansiedade ou roubar sua paz.

# 8

# Não seja nem muito justo nem muito sábio

> Não seja excessivamente justo nem demasiadamente sábio; por que destruir a você mesmo? Não seja demasiadamente ímpio nem seja tolo; por que morrer antes do tempo? É bom agarrar uma coisa e não abrir mão da outra, pois quem teme a Deus evitará ambos os extremos. (Eclesiastes 7:16-18)

Definitivamente, Eclesiastes é um livro que deveríamos ler com frequência em nossa rotina. Muitos argumentam que Salomão talvez estivesse deprimido quando o escreveu, mas a verdade é que o livro está repleto de realismo, já que não somente ensina sobre a vida comum, como também possibilita vários ensinos para uma vida cristã equilibrada e saudável. Como dizemos na linguagem popular, é um verdadeiro soco no estômago para o evangelho triunfalista, que é repleto de respostas prontas e objetivas.

Nesse contexto, Salomão nos convida a não sermos justos ou sábios demais. À primeira vista, o texto pode parecer estranho. "Como assim? Não ser justo demais e nem sábio demais? Deus não nos manda sermos justos e sábios em toda a Escritura?", podemos nos perguntar. A verdade é que Salomão nos provoca a viver no equilíbrio, a não sermos radicais demais nem vivermos nos extremos. Pessoas que querem ser justas demais podem cair facilmente nas garras da religiosidade problemática e repleta de legalismo, bem como podem ter enorme dificuldade em entender o evangelho da graça sem que a vida espiritual se torne um regime de metas e cobranças fadado ao adoecimento.

É notório que pessoas inclinadas aos extremos são as mais fundamentalistas ou propensas a seguir seitas e líderes abusivos. Quanto mais "afetados religiosamente" ou excessivamente religiosos formos, mais provável é que tenhamos lacunas emocionais não tratadas que se tornarão ciclos viciosos com alta capacidade de destruição, uma vez que emoções doentes nos colocarão nos trilhos da espiritualidade tóxica, e esta adoecerá ainda mais nossas emoções.

As pessoas mais adoecidas que atendo se escondiam na camada superficial da religiosidade afetada por discursos moralistas ou dissociados da vida real e comum. Essas são as vítimas perfeitas para as igrejas emocionalmente tóxicas que tentam de todas as formas exercer controle sobre suas ovelhas.

Guilherme era uma paciente que exemplificava essa condição. Tinha senso moral e de justiça excessivo e extrema dificuldade de encarar a vida com leveza e de viver uma fé saudável. Ele cobrava muito tanto de si mesmo como dos outros e considerava todos os demais cristãos irresponsáveis ou indisciplinados. Sua crise de pânico ocorreu quando passou meses em uma igreja abusiva, na qual os líderes lhe atribuíam metas cada vez maiores para comprovar que, de fato, ele era um cristão frutífero. Sua igreja media o crescimento espiritual pelo número de membros que alguém trazia para a igreja e isso o fez progressivamente se cobrar mais para superar as metas estabelecidas. Aos poucos, ele foi ferido em nome de Deus e já tinha uma estrutura de personalidade que propiciava o adoecimento. Líderes abusivos encontram espaço perfeito no coração de pessoas que tendem a se cobrar demais.

> Quanto mais "afetados religiosamente" ou excessivamente religiosos formos, mais provável é que tenhamos lacunas emocionais não tratadas.

Outra orientação importante que recebemos do texto bíblico é para não nos tornarmos excessivamente sábios. O autor de Eclesiastes nos leva a ponderar acerca de aspectos importantes da nossa vida uma vez que, em muitos momentos, a busca incessante por conhecimento e a tentativa de controlar tudo nos levará fatalmente à destruição, seja ela física ou emocional.

A busca por conhecimento é estimulada pelas Escrituras: "[...] o SENHOR é quem dá sabedoria; da sua boca procedem o conhecimento e o discernimento" (Provérbios 2:6) verdadeiro e equilibrado. Entretanto, há um número grande de cristãos cuja busca pelo conhecimento o anestesia em relação aos verdadeiros frutos espirituais ou os coloca em posição de juízes e críticos. Tenho atendido muitos cristãos assim. São ávidos pelo conhecimento e pelo saber teológico, mas não conseguem ter uma vida cristã frutífera, leve ou emocionalmente saudável.

Os excessivamente justos e sábios têm grande risco de tentarem ser supercrentes e, nessa tentativa, perderem completamente sua saúde emocional. Se você é excessivamente justo e sábio, é importante refletir e quebrar esse ciclo em sua vida. Não destrua a si mesmo.

## PRÁTICA 1

### ORAÇÃO

Senhor Deus, ensina-me a ter uma fé equilibrada. Não permitas que eu viva uma espiritualidade de extremos. Ensina-me a moderação. Destrua a fé excessivamente justa e sábia de minha vida. Guia-me por meio de teu Espírito a uma vida espiritual de paz, harmonia e frutos reais em teu Espírito. Visite minhas emoções e cure todas as feridas emocionais que são fatores de risco para minha fé adoecer. Transforme-me, Senhor.

## PRÁTICA 2

### UM CONCEITO PARA GUARDAR

Não se cobre mais do que a Bíblia ensina a fazer.

## PRÁTICA 3

Reflita nas seguintes frases:

1) Se eu errar, Deus vai me punir severamente.
2) Deus só fará algo se eu fizer algo para ele.
3) Preciso orar todos os dias senão Deus não faz.
4) Se eu pecar, vou para o inferno.
5) Tenho de usar todas as minhas forças para não errar em nenhuma área.
6) Se eu não estudar muito sobre teologia, não saberei as verdades sobre Deus.
7) O conhecimento de Deus não está disponível a todos, somente para aqueles que se dedicam muito à leitura de vários livros.

8) Tenho de ter fé suficiente e nunca duvidar, senão perderei a bênção que Deus me prometeu.

9) Não posso perder tempo com futilidades como hobbies, lazer, atividade física etc. Todo o meu tempo livre deve ser dedicado à oração e à leitura bíblica.

10) Tenho de me cobrar a ser a melhor pessoa possível porque, se eu errar, as pessoas vão dizer que sou um cristão medíocre.

Essas frases representam pensamentos comuns a cristãos excessivamente justos e sábios. Faça uma oração escrita pedindo a Deus que retire do seu coração o desejo de viver nos extremos.

# 9

# Atividades ministeriais nem sempre são a prova de maturidade emocional

Certo dia, sendo Moisés já adulto, foi ao lugar onde estavam os seus irmãos hebreus e observou o trabalho pesado que realizavam. Viu também um egípcio espancando um dos seus irmãos hebreus. Depois de olhar para todos os lados e não vendo ninguém, matou o egípcio e o escondeu na areia. (Êxodo 2:11-12)

Um dos grandes obstáculos para o desenvolvimento de uma fé saudável é não atentarmos para o fato de que manifestações ou dons espirituais não significam necessariamente que estamos com as emoções saudáveis. Grande engano!

Muitas vezes, pregamos, ensinamos e até mesmo exercemos atividades ministeriais. Imediatamente acreditamos que, se estamos fazemos algo para Deus, não precisamos de transformação emocional. Em minha prática clínica, perdi a conta de quantos homens que exercem atividades ministeriais de grande reconhecimento e relevância tratei, mas que viviam com disfunções familiares graves ou carregavam diversas lacunas emocionais sem tratamento.

Consideramos que, se estamos envolvidos em atividades ministeriais ou espirituais, temos um álibi para não lutar arduamente para o aperfeiçoamento de nossas emoções ou tolerar famílias disfuncionais, filhos adoecidos emocionalmente ou até uma vida dupla que permite comportamentos diferentes daqueles vividos no ambiente religioso.

É possível, também, levar nosso adoecimento para a prática espiritual em nossos relacionamentos nas comunidades. Emoções doentes vão contaminar nossa fé e podem causar um grande prejuízo para nós e para terceiros sem que tenhamos a dimensão do dano que estamos causando. É por isso que, em toda Escritura, Deus fez um caminho de amadurecimento emocional claro em pessoas que ele iria usar posteriormente em grandes propósitos.

Ninguém vive um grande propósito com o Senhor sem passar por uma jornada de transformação das emoções que o leve a ser dependente e ter características emocionais necessárias para o que viverá. Nenhum conhecimento acerca de Deus é realmente verdadeiro se não afetar a qualidade dos seus relacionamentos no longo prazo. Dons, frutos, ministérios e outros não significam nada caso seus relacionamentos se tornem tóxicos ou codependentes.

Aos quarenta anos, Moisés já tinha o instinto e os impulsos de um libertador. Quando matou o egípcio, seu coração já pulsava pelo desejo de ver seu povo liberto da opressão e tirania egípcias, mas ele ainda não estava pronto. Suas emoções e personalidade precisariam ser transformadas para que, anos depois, ele finalmente pudesse ter o caráter de um libertador segundo o plano de Deus. Para viver o propósito divino, precisamos de um caráter moldado, não basta apenas intenções ou impulsos corretos. Propósitos sem caráter não produzem um cristão maduro no longo prazo.

Deus fez que Moises vivesse quarenta anos como pastor de ovelhas em uma terra distante de sua família e de seu povo. Aparentemente, todo seu ímpeto de libertador foi esfarelado na fuga do Egito, mas, em todo aquele tempo, o Criador amadurecia seu caráter para que, aos oitenta anos, Moisés reunisse as características emocionais e espirituais para, de fato, viver o que estava divinamente estabelecido para ele.

Muitas vezes, questionamos o Senhor do motivo de ele não cumprir alguns propósitos em nossa vida no tempo que gostaríamos. Contudo, ele somente vai realizar certas etapas de seu plano soberano quando nossas emoções e nosso caráter estiverem em consonância com as responsabilidades e os desafios traçados. Ele não quer apenas pessoas operacionais para realizar tarefas, mas as amadurecidas emocional e espiritualmente, para cumprir seus desígnios com zelo, graça e sabedoria. Podemos até ter intenções e ímpetos corretos, mas a plenitude somente poderá ser vivida quando tivermos emoções transformadas e nosso caráter moldado ao ponto de glorificarmos a Deus com todas as nossas atitudes.

Não pense que, por ser usado pelo Senhor, suas emoções já estejam transformadas por inteiro. Dons sem caráter não fazem um ministério saudável. Você pode estar envolvido em atividades espirituais e ministeriais, mas o Pai vai colocar você em lugares ou em convívio com pessoas que vão fazer seu caráter ser refinado ao longo da sua caminhada. Tenha paciência durante o processo.

## PRÁTICA 1

### ORAÇÃO

Cria em mim, ó Deus, um coração puro. Renova em mim um espírito reto. Transforma minhas emoções. Não permita que eu me preocupe apenas com manifestações espirituais sem verdadeira transformação de caráter. Não desejo apenas ter dons espirituais e fazer coisas para o Senhor. Desejo ter meu coração lapidado, meu caráter moldado e meus relacionamentos saudáveis. Tire do meu coração o engano de pensar que, se eu estou fazendo tua obra, posso fazer o que quiser. Sei que desejas a verdade. Com teu Espírito, guia-me à verdadeira transformação das emoções. Amém.

## PRÁTICA 2

### UM CONCEITO PARA GUARDAR

Não basta ter dons ou talentos. É preciso ter caráter e emoções saudáveis.

## PRÁTICA 3

Medite no seguinte texto das Escrituras:

Deus generoso em amor, preciso da tua graça! Deus imenso em misericórdia, apaga meu passado sujo. Lava minha culpa e purifica-me dos meus pecados. Sei que fui muito mau; meus pecados ficam me olhando o tempo todo. Mas foi a ti que ofendi, e viste tudo: sabes a extensão da minha maldade. Tens todos os fatos diante de ti: o que decidires a meu respeito será justo. Andei desgarrado de ti por muito tempo, eu estava no erro já antes de nascer. O que desejas é a verdade, de dentro para fora. Entra em mim, então, e concebe uma vida nova e verdadeira. Purifica-me, e sairei limpo; lava-me, como que com um esfregão, e terei uma vida branca como a neve. Põe uma música alegre para mim, conserta meus ossos quebrados, para que eu possa dançar. Não fiques procurando manchas: cura-me completamente. Deus, faz um novo começo em mim, dedica uma semana para organizar o caos da minha vida — uma nova gênese. Não me jogues fora com o lixo, nem deixes de soprar santidade em mim. Traz-me de volta do exílio cinzento, sopra um vento novo em minhas velas! Dá-me a chance de ensinar teus caminhos aos rebeldes, para que os perdidos consigam achar o caminho de casa. Anula minha sentença de morte, ó Deus da minha salvação, e cantarei hinos a respeito dos teus caminhos. Põe palavras nos meus lábios, querido Deus, e me abrirei para os louvores. Fingimentos te desagradam, uma atuação impecável nada é para ti. Quando meu orgulho é despedaçado é que adoro a Deus de verdade. O coração quebrantado, disposto a amar, não escapa, nem por um minuto, da percepção de Deus. (Salmos 51:1-17 – A Mensagem)

Você já pensou em que pode estar fazendo inúmeras atividades *para* Deus e, ainda assim, seu coração não estar com emoções saudáveis? Você já viu líderes (ou você) manifestarem dons de Deus sem ter um caráter sólido na família ou nos relacionamentos? Escreva uma oração para que Deus mude seu interior por completo.

---
---
---
---
---

# 10

# Não se esqueça: no final da caminhada, você já venceu

Então, vi novos céus e nova terra, pois o primeiro céu e a primeira terra tinham passado, e o mar já não existia. Vi a cidade santa, a nova Jerusalém, que descia dos céus, da parte de Deus, preparada como uma noiva adornada para o seu esposo. Ouvi uma alta voz que vinha do trono e dizia: "Eis que o tabernáculo de Deus está com os homens, com os quais ele viverá. Eles serão os seus povos; o próprio Deus estará com eles e será o Deus deles. Ele enxugará dos seus olhos toda lágrima. Não haverá mais morte, nem aflição, nem choro, nem dor, pois as coisas antigas já passaram." Aquele que estava assentado no trono disse: "Vejam, eu farei novas todas as coisas!" E acrescentou: "Escreva isto, pois estas palavras são verdadeiras e dignas de confiança." (Apocalipse 21:1-5)

A cada notícia sobre guerras e terremotos na televisão, Iago ficava mais angustiado e triste. Nas horas vagas, ele tinha o hábito de assistir a vários vídeos no YouTube sobre guerras, profecias de fim dos tempos e sinais para prever a volta de Jesus. Casado, ele tinha muito medo de ter filhos, afinal "por que ter filhos se Jesus vai voltar e o mundo é mau?". Esses medos e questionamentos são muito comuns em um universo enorme de cristãos que não veem a volta de Jesus como algo alegre, vitorioso e cheio de esperança.

Há um fenômeno cada vez mais comum que vem corroendo a saúde mental de muitos: a escatologia doente. Escatologia é a doutrina teológica que estuda o fim dos tempos e os eventos relacionados ao fim da humanidade, estudada pelos cristãos ao longo da caminhada de discipulado. Entretanto, o que deveria se traduzir em uma fé saudável e esperançosa vem se traduzindo em uma espiritualidade doente, temerosa e ansiosa. Quando doente, essa doutrina acerca da volta de Jesus gera pavor, medo, ansiedade, insônia e depressão. Muitas pessoas, presas à convicção de futuro sombrio, não investem na carreira, não fazem planejamento financeiro, tampouco desejam ter filhos. O medo vence a esperança.

É certo que não devemos viver alienados nem em pecado nem infrutíferos. Tampouco devemos ser cegos quanto ao estudo dos eventos do fim dos tempos. Entretanto, esse conhecimento deve alimentar nossa fé com a esperança e a certeza de que viveremos para sempre com o Senhor. Além disso, temos a convicção de que nosso passaporte à nova Jerusalém (a cidade Santa em que iremos morar para sempre) foi conquistado por Jesus na cruz.

O livro de Apocalipse é a esperança de que, em um momento da história, Deus enxugará dos olhos toda lágrima, dor, angústia, tristeza, ansiedade e depressão — nada disso existirá mais. Nossas dúvidas existenciais e perguntas sem resposta morrerão e contemplaremos o Senhor de maneira tão sublime que nada mais importará. Essa certeza deve encher nosso coração de esperança, não de ansiedade, medo ou receio de que não participaremos da festa preparada pelo Criador para nós antes da fundação do mundo.

> Todos os eventos são minuciosamente controlados por Deus e nada escapa dos propósitos divinos.

É muito importante ler o livro de Apocalipse com as lentes da esperança e da convicção de que todos os eventos são minuciosamente controlados por Deus e de que nada escapa dos propósitos divinos. Nosso medo e ansiedade não vão alterar os fatos. É necessário crer com perseverança cada vez maior que nossa pátria definitiva não está na terra, mas no céu, de onde voltará nosso Senhor Jesus Cristo. É justo sofrer e ficar ansioso em vários momentos de nossa vida, sobretudo diante das notícias ruins, mas não podemos tirar foco daquele que governa todas as coisas.

Se sua visão escatológica tem roubado sua saúde mental e tem gerado medo ou ansiedade, é necessário ajustar seu entendimento. Primeiro, volte-se a uma teologia da esperança: releia textos e refaça estudos que geram convicção do governo divino de toda a terra. Segundo, cogite fazer uma desintoxicação tecnológica: exclua completamente da sua vida conteúdos ou ensinos de líderes que lucram de maneira proposital com o medo que nos assola. No fim do caminho, você já venceu com Cristo.

## PRÁTICA 1

### ORAÇÃO

Senhor Deus, a ti ofereço minha oração neste tempo tão tenso e angustiante. Peço-te que enchas o meu coração de esperança e da certeza da tua volta, de modo que me tranquilize. Não me deixe refém das notícias ruins ou de ensinos causadores de depressão e ansiedade. Crie em mim a certeza de que todos os eventos do fim estão sob teu controle.

## PRÁTICA 2

### UM CONCEITO PARA GUARDAR

No fim do caminho, você já venceu.

## PRÁTICA 3

Você tem seguido perfis nas redes sociais que aumentam sua ansiedade sobre os eventos do fim dos tempos? Qual é o primeiro pensamento que vem à sua mente ao pensar na volta de Jesus: medo ou esperança? Ore pedindo a Deus para tirar o medo do seu coração e mostrar que, no livro de Apocalipse, o Criador governa cada evento, os justos já venceram a morte e Cristo já venceu.

_____
_____
_____
_____
_____

# Parte 2

As emoções e o relacionamento com Deus

# 11

# Não negue seu passado

> Portanto, se alguém está em Cristo, é uma nova criação. As coisas antigas já passaram; eis que se fizeram novas! (2Coríntios 5:17)

Rosana chegou ao consultório com sua religiosidade extremamente aflorada. Sua fé era repleta de usos, costumes e rituais religiosos cumpridos de maneira exaustiva para manter o que ela considerava pureza espiritual. Ela repetia continuamente: "Se alguém está em Cristo, é nova criatura; então, não posso sentir raiva, tristeza nem angústia." Decidiu ir ao consultório depois de se desentender com familiares, uma vez que ela costumava reagir com impulsividade e agressividade verbal. Começada a conversa, não demorou até ela chegar ao ponto que a levaria ao processo de cura: "Como eu, estando em Cristo e sendo nova criatura, tenho impulsos emocionais?"

O questionamento é pertinente, mas demonstra a incapacidade humana de compreender porque reagimos emocionalmente de maneira diferente da que gostaríamos em diversas ocasiões. Se a espiritualidade nega a influência da nossa história de vida prévia, nossa vida emocional contribuirá para a permanência do adoecimento emocional.

Devemos assimilar adequadamente o que é o novo nascimento em Cristo. No meu livro *Psiquiatria e Jesus*, abordo esse tema com maior profundidade, mas é importante frisar que nascemos de novo apenas espiritualmente. De fato, há somente dois tipos de pessoas: as que nasceram do Espírito e estão vivas para Deus, e as que ainda não entregaram a vida a Cristo. Quando Jesus entra em nosso coração, a vida do próprio Criador começa a atuar dentro de nós, e isso progressivamente transforma nossas emoções.

Esse processo de mudança vai perdurar durante toda nossa caminhada cristã. Se o novo nascimento espiritual é instantâneo e definitivo, a transformação das emoções é progressiva e marcada por diversas oscilações. Além disso, cada um de nós viverá obstáculos diferentes, conforme sua história prévia de vida, uma vez que o novo nascimento não apaga da nossa mente todas as experiências vividas anteriormente.

Imagine dois pacientes: Lucas e Fábio. O primeiro foi criado na igreja e se preservou sexualmente para ter relações sexuais somente com sua esposa. O segundo se converteu aos vinte anos e tem o passado marcado por uma extensa experiência com sexo ilícito e prostituição. No momento, os dois são cristãos e casados, mas a luta de Fábio contra a pornografia e para manter a pureza sexual é muito maior do que a de Lucas. Observo, na prática clínica, que o fato não é primariamente espiritual. É também emocional e, às vezes, predisposto pela história de vida de cada um.

Fábio tem, em sua mente, memórias de prazer, conceitos mentais e esquemas de pensamento relacionados à sexualidade que não foram eliminados de modo instantâneo quando ele se converteu. Essa história prévia de vida permanece instalada em seu cérebro e faz que ele tenha mais dificuldades do que Lucas para lidar com certas tentações e que necessite de mais cuidados em relação a ambientes e pessoas. Essa premissa não significa que Lucas não tenha desafios nessa área, mas que, mediante algum processo de exposição ao sexo divergente do formato ensinado nas Escrituras, seu cérebro não tem memórias de prazer tão enraizadas quanto Fábio, o que torna a resposta fisiológica à tentação seja menos intensa e mais reduzida.

Somos nova criatura na vida espiritual, mas a Bíblia nos ensina que o novo nascimento é o início de um processo de renovação da mente (Romanos 12:2). Quando negamos nossa história prévia, não avançamos em direção à cura das emoções. Todo aquele que se esconde debaixo de discursos religiosos nunca será plenamente curado.

Podemos até esconder nossos pontos emocionais cegos debaixo do verniz da religião, mas, quanto mais intimamente desenvolvermos relacionamentos, mais aparecerão sintomas, comportamentos defensivos ou até uma autossabotagem que nos impossibilita de ter uma vida comunitária saudável.

## PRÁTICA 1

### ORAÇÃO

Senhor Deus, coloco minha história de vida diante de ti. Sei que, por muitos anos, neguei os conflitos emocionais existentes dentro de mim que precisam ser tratados. Tire de mim toda religiosidade que anula minha história de vida. Entre no meu coração e transforme minha mente. Reconheço que não sei em que áreas preciso ser transformado, mas teu Espírito é capaz de discernir e transformar todas as coisas. Renove minha mente. Amém.

## PRÁTICA 2

### UM CONCEITO PARA GUARDAR
Sua história de vida influencia você hoje.

## PRÁTICA 3

Nosso passado determina quem somos hoje. Apesar de o novo nascimento espiritual ser instantâneo, a renovação da nossa mente será, de fato, progressiva. Como eu disse anteriormente, Deus pode nos colocar em diversas situações, ou estágios intermediários, ao longo da vida a fim de cumprir seus propósitos.

Preste atenção nos textos bíblicos a seguir:

> Antes dos anos de fome, Azenate, filha de Potífera, sacerdote de Om, deu a José dois filhos. Ao primeiro, José deu o nome de Manassés, dizendo: "Deus me fez esquecer de todo o meu sofrimento e de toda a casa de meu pai". (Gênesis 41:50-51)

> José reconheceu os seus irmãos logo que os viu, mas agiu como se não os conhecesse, e lhes falou asperamente: "De onde vocês vêm?" Eles responderam: "Da terra de Canaã, para comprar comida." (Gênesis 42:7)

José, aos dezessete anos, recebeu a promessa de Deus de que teria primazia sobre seus irmãos. De fato, após treze anos, o sonho se cumpriu, e ele assumiu um cargo equivalente ao de um superministro no Egito. Lembro-me de que, a primeira vez que li essa história, me perguntei porque Deus não fez um caminho mais seguro e tranquilo para José, nem permitiu que ele convivesse com a família até o cumprimento da promessa.

As respostas para essa pergunta talvez estejam na estrutura familiar de José. A Bíblia nos diz que o jovem era o filho preferido de seu pai, Jacó (Gênesis 37:4), e que, enquanto os irmãos trabalhavam duro no campo, ele tinha a função de fiscalizar o trabalho (Gênesis 37:12).

José foi criado como o preferido de seu pai e talvez tenha sido superprotegido por ser o filho da velhice. É possível que ele tenha recebido mimos não disponíveis para os outros irmãos; a Bíblia diz que ele apenas ganhou do pai uma túnica longa (Gênesis 37:3), o que aumentou a tensão na família. Os irmãos alimentaram progressivamente um ódio crescente em relação a José.

Se lermos apressadamente o texto, corremos o risco de achar que os irmãos de José o venderam como escravo como resultado dos sonhos que ele contou. As Escrituras nos mostram que o problema era exponencialmente maior: existia uma família disfuncional com competição entre irmãos e um pai seletivo.

A beleza da história está na providência divina. Se José era superprotegido e, por isso, não tinha o hábito de trabalhar, Deus permitiu que ele vivesse experiências que, de modo progressivo, transformaram seu caráter e mudaram sua estrutura de personalidade. Inicialmente, ele trabalhava na casa de Potifar, onde aprendeu trabalho duro, hierarquia e obediência. Depois de ser acusado falsamente de assédio sexual pela esposa de seu senhor, foi para a prisão, onde foi abençoado em meio a um ambiente de extrema hostilidade. Já imaginou quantas vezes José deve ter feito orações como: "Senhor, tu me deste o sonho de que terei sucesso e acabo vendido como escravo?"; "Onde tu estás nessa falsa acusação de assédio?"; "Como posso acreditar nos teus sonhos se hoje estou na prisão?"

> O novo nascimento é o início de um processo de renovação da mente.

Todos esses eventos, porém, foram preparados por Deus para criar em José uma nova estrutura de personalidade. Antes de ter uma posição de poder, relevância e domínio, ele precisava aprender a servir e viver momentos de privação.

A grande dificuldade dos nossos dias é que vivemos uma época agitada e imediatista, mas, como eu disse anteriormente, Deus nos molda sem pressa. Os empregos ruins, as posições desconfortáveis e as pessoas difíceis com quem estamos lindando podem ser atuação da mão de Deus para nos moldar profundamente e desconstruir marcas do passado que precisam ser destruídas.

O texto bíblico diz que, quando José foi nomeado superministro, ele se casou e teve dois filhos. O primeiro nomeou Manasses e disse "o Senhor me fez esquecer" (Gênesis 41:51). Em outras palavras, José afirmou que seu passado ficou para trás, que recomeçaria a nova vida com sua família e seguiria em frente. Entretanto, os planos de Deus não falham. Havia uma promessa maior do que apenas ser uma pessoa com influência e poder. Por intermédio da vida de José, o Senhor preservou o povo da fome e, séculos depois, gerou a semente de uma grande nação.

Quando os irmãos de José se apresentaram diante dele no Egito, as dores e os traumas do governante voltaram potentes, e ele os tratou de maneira rude e áspera. Muitas vezes, tentamos fugir do nosso passado, mas, se Deus achar necessário, fará que alguns pontos do passado voltem à luz para que sejamos realmente curados. Em certo momento da história, José já não conseguiu mais se conter e chorou copiosamente (Gênesis 45:2). São os choros que apresentamos ao Senhor com honestidade, sem as máscaras que muitos usavam no Egito naquele tempo. Você pode até esconder seu passado durante algum tempo, mas, ao chegar o tempo do Pai para sua cura, será impossível não expor a emoção.

Creio que foi uma ação direta de Deus no coração de José, e, após ter seu coração finalmente pacificado, ele faz uma linda declaração aos irmãos:

> José, porém, lhes disse: "Não tenham medo. Estaria eu no lugar de Deus? Vocês planejaram o mal contra mim, mas Deus o planejou para o bem, para que a vida de um numeroso povo fosse salva hoje. Por isso, não tenham medo. Eu sustentarei vocês e as suas crianças." Assim, José os tranquilizou e lhes falou amavelmente. (Gênesis 50:19-21)

Não há mais discurso áspero nem informações escondidas. José fez a declaração de alguém curado em relação a seu passado. Os traumas seriam uma memória em seu coração para sempre, o passado não é esquecido, mas, quando José olhava para trás, via a providência divina tornando todos os caminhos espinhosos e dolorosos um grande bem para muitas pessoas. Curar-se de um trauma não mata as memórias, mas as ressignifica. Ressignificar não é apenas seguir em frente, mas também compreender que a bondade de Deus esteve conosco em cada momento, mesmo nos dias em que estávamos em uma prisão e nada fazia sentido.

Como foi sua criação? Você acredita que guarda marcas de suas relações familiares que precisam ser tratadas?

_____

_____

_____

Você está vivendo algum momento parecido com os vividos por José? Já recebeu uma promessa, mas percebe que sua vida está totalmente oposta ao que Deus planejou? Em que situações você não consegue ver sentido hoje?

___

Quando olha para seu passado, você ainda sente ressentimento, raiva, rancor ou quer retaliar quem o feriu? Pensar sobre seu passado ainda causa muita dor ou você consegue ver a providência divina em toda sua história?

___

Talvez existam situações do seu passado que precisam de cura. É possível que algo que você esteja vivendo hoje também esteja causando muita raiva ou revolta para com Deus. Faça uma oração sincera e coloque esses sentimentos para fora diante do seu Pai celeste:

___

# 12

# Não confunda emoções com pecado

Então, lhes disse: "A minha alma está profundamente triste, em uma tristeza mortal. Fiquem aqui e vigiem comigo." (Mateus 26:38)

Medo, nojo, raiva, felicidade e tristeza são consideradas emoções primárias. Há outras classificações que expandem o conceito. O importante é compreendermos que essas emoções são inerentes ao ser humano e que as experimentar não indica que existe algo pecaminoso ou disfuncional em nossa vida espiritual.

Na verdade, reprimir sentimentos ou emoções pode causar doenças psicossomáticas e roubar uma importante esfera da identidade de nossa criação. Uma vez que Deus nos fez para sentir emoções, negar nossos sentimentos é ir contra a estrutura criada por ele. Jesus não viveu entre nós isento de sentimentos. Ele sentiu dor, tristeza, alegria e até ansiedade – transpirar sangue no jardim do Getsêmani foi uma resposta significativa ao estresse –, o que reforça o fato de que manifestar emoções não é pecado, porque nosso Mestre não pecou.

Podemos experimentar raiva sem pecar, tristeza sem que ela signifique falta de amor a Deus e ansiedade sem que seja a negação da soberania divina. Antes mesmo da crucificação, Jesus sabia que ressuscitaria, mas experimentou os sentimentos condizentes com o momento em vez de negá-los. Nos dias atuais, muitos poderiam dizer-lhe: "Jesus, você tem que mentalizar a ressurreição"; "Daqui a pouco você estará com um corpo novo"; "Não deixe as crenças limitantes da humilhação desanimarem você"; ou "Tente dizer palavras positivas em meio ao sofrimento".

Se observarmos as Escrituras, porém, compreenderemos que Jesus não trilhou esse caminho, mas foi humano com emoções humanas em uma jornada de alguém inabalável emocionalmente. O caminho do Mestre não foi de um ser hiperespiritual que negava sentimentos ou deixava de viver momentos de dor. Se você negar suas emoções e dores vai trilhar uma jornada contrária à de Jesus.

Um dos grandes danos dos movimentos de autoafirmação e autoajuda na igreja é o estímulo para negarmos nossos sentimentos e deixarmos de expressar dor, angústia, tristeza, ansiedade, medo ou fraqueza, com afirmações como: "Toda tristeza deve ser repelida, e nenhum medo deve ser experimentado". Muitos cristãos são iludidos e estimulados com a ideia de que devemos reprimir ou negar nossos sentimentos, mas os homens e as mulheres piedosos que seguiram fielmente a Deus nas Escrituras não agiram dessa forma. A negação das emoções é um caminho tóxico da espiritualidade que nos tornará cada vez mais dominados e doentes.

É importante ressaltar que nos permitir sentir o que é condizente com cada ocasião não significa que devemos ser reféns das emoções nem que tudo o que sentimos esteja perfeitamente calibrado. O único que experimentou emoções sem pecar foi o Senhor Jesus encarnado. Nossas emoções são reféns da queda no Éden que afetou nosso funcionamento biológico e emocional. Logo, nossa mente pode nos trair e não devemos ser movidos em nossa jornada espiritual apenas por sentimentos ou emoções. Devemos submeter nossas emoções ao Senhor por meio da Palavra e da oração.

> Muitas vezes, tentamos fugir do nosso passado, mas, se Deus achar necessário, fará que alguns pontos do passado voltem à luz para que sejamos realmente curados.

Além disso, precisamos ter em mente que as manifestações espirituais serão traduzidas em nosso coração pelo Espírito Santo por meio de emoções. Quando Deus se move dentro de nós, podemos experimentar alegria, paz, júbilo, felicidade e até tristeza. Sim, a Bíblia afirma que há uma tristeza permitida pelo Pai para o arrependimento (2Coríntios 7:9). Deus pode nos levar a sentir emoções conforme o impulso do Espírito Santo, e essas emoções estarão em perfeito alinhamento com os propósitos dele.

Devemos, então, continuamente orar para que Deus, por meio do Espírito, nos faça experimentar emoções calibradas conforme a mente que ele nos deu em Cristo. Essa jornada é de longo prazo, e Deus, de maneira progressiva, nos permitirá ter maior controle e domínio sobre nossas emoções, para expressá-las com humanidade e equilíbrio. Ao longo do caminho, você vai oscilar emocionalmente em diversas fases da vida, o que é perfeitamente normal.

## PRÁTICA 1

### ORAÇÃO

Senhor Deus, calibre minhas emoções. Sei que somente pelo teu Espírito posso experimentá-las de maneira plena, conforme a tua vontade. Ajude-me a não negar meus sentimentos, mas também a não ser refém deles. Que tua graça possa invadir meu coração e gerar em mim emoções saudáveis. Entre na minha mente e faça que eu experimente emoções ajustadas. Também tire do meu coração todo sentimento da culpa de achar que toda emoção negativa seja pecado. Amém.

## PRÁTICA 2

### UM CONCEITO PARA GUARDAR

Você foi criado para sentir emoções.

## PRÁTICA 3

### REFLEXÕES SOBRE A IRA

Expressar emoções não é pecado, eu reafirmo; Jesus demonstrou tristeza extrema no jardim do Getsêmani, bem como sintomas de ansiedade intensa, ao ponto de transpirar sangue. A Bíblia também nos diz que Jesus se irou com os mercadores do templo que vendiam indevidamente na casa do Senhor, o templo. As Escrituras declaram que Jesus se irou, mas não pecou.

É importante percebermos que nem toda ira é pecado e que há diferença entre a ira normal e a patológica. Existe a ira denominada indignação justa: Deus se ira (Salmos 7:11) e é compreensível que os cristãos se irem também (Efésios 4:26). Nesses casos, a ira é como um combustível que Deus pode nos dar para resolvermos problemas e para tomarmos decisões, buscarmos a justiça, nos indignarmos pela motivação correta e para nos conduzir a mudanças positivas. Jesus, por exemplo, se irou contra os religiosos que profanavam o templo e usou contra eles um chicote (João 2:15). A ira pode nos ajudar a buscar a justiça correta e proporcional.

Da mesma forma, a ira pode ser uma emoção saudável de autoproteção, de defesa. Nosso cérebro aprende a expressar ira para impor limites saudáveis de tal modo que nossa estrutura psicológica não seja invadida de maneira inadequada. Muitas vezes o limite será a distância que permite você se amar e amar o outro simultaneamente. A ira é uma das cercas desse limite. Pessoas muito passivas e pouco expressivas em relação à ira podem ser manipuladas e abusadas com maior facilidade, seja emocional ou espiritualmente. A ira, então, pode ser uma emoção de defesa.

Além disso, a ira também pode fazer parte da jornada de cura, arrependimento e perdão. Podemos demonstrar ira santa dirigida a nós mesmos diante daquilo que sabemos não agradar a Deus. O Pai nos conduzirá não para a culpa, mas para uma indignação que leve ao arrependimento e à cura das emoções. Irar-nos muitas vezes também pode representar apenas o fato de externar nossas emoções, e isso não é pecado.

Não podemos deixar de falar, no entanto, que a ira também pode ser pecaminosa (Tiago 1:19-21), improdutiva e distorcer a visão adequada do Criador sobre alguma situação. Além disso, se a ira visar dano ao próximo, não um zelo adequado pelas coisas do Senhor, também terá origem pecaminosa. Podemos nos irar contra a prática de um pecado, mas, se nossas orações traduzirem um sentimento de vingança perante o Senhor, será uma semente de pecado em nosso coração. Se a ira significar que guardamos rancor, mágoa ou falta de perdão, indica ser pecaminosa.

Desejo de vingança e atitude bélica contra quem nos causa dano, em vez de busca pela resolução do problema, é pecado. Presos a quem nos causou dano, ignoramos que nossas petições a Deus criam caminhos terapêuticos para responder aos problemas. A solução será encontrada mediante a leitura das Escrituras, que são vivas e mudam nosso coração, e por meio da oração, por meio da qual o Espírito Santo vai gerar em nós domínio próprio.

A ira é apenas um dos exemplos de como as emoções podem ou não ser pecado em diferentes situações. Como citado anteriormente, nem toda tristeza é pecado, bem como nem toda ansiedade, uma vez que Jesus as experimentou e não pecou.

## TRANSTORNO EXPLOSIVO INTERMITENTE

Temos de falar de um importante transtorno mental relacionado à dificuldade de lidarmos com a ira e controlar as explosões de humor. Trata-se do Transtorno Explosivo Intermitente (TEI ou Síndrome de Hulk, como é popularmente conhecida). Como apresento no meu livro *Psiquiatria e Jesus*, creio que o correto entendimento sobre os transtornos mentais pode levar muitos a uma melhor qualidade de vida e ao controle das emoções. Sei que muitos leitores deste livro têm extrema dificuldade em lidar adequada e proporcionalmente com a ira e apresentam constantes explosões de humor, com momentos de raiva descontrolados e impensados.

Pessoas com esse quadro sofrem do que chamamos de pavio curto. O grande dano que esse transtorno causa é o paciente não saber gerenciar e controlar seu impulso de raiva ou surto de explosão, e, assim, tomar atitudes impulsivas. Depois, quando tudo passa, o doente percebe o dano causado a si próprio e a quem está a sua volta.

Sentir raiva e ira em determinadas situações é um sentimento normal e comum desde que a pessoa tenha total controle e consciência sobre ele. Quando esse sentimento de raiva passa do limite e se transforma em fúria e agressividade, pode ser um sinal de TEI.

Durante uma crise podem ocorrer:

- Perda de controle sobre impulsos agressivos e impulsivos;
- Ataques de raiva e fúria;
- Comportamento reativo;
- Agressões físicas e/ou verbais;
- Frequência cardíaca acelerada;
- Impulsividade;
- Alteração no tom de voz e agressões verbais;
- Tremor;
- Suor excessivo;
- Formigamento;
- Arrependimento após ataques de raiva.

Em um ataque de raiva e ira normal, pode existir vontade de atacar quem está perto ou quebrar algo no ambiente, mas, em geral, esse impulso é dominado e controlado. Para quem sofre com TEI, a situação é muito diferente, pois o paciente tem explosões de raiva com muita frequência, de duas a três vezes por semana, e o motivo que desencadeou esse surto é completamente desproporcional e pequeno em relação à atitude da pessoa.

A pessoa que sofre de TEI não tem controle sobre seus impulsos e pode até reconhecer o ataque de raiva como desnecessário e prejudicial, mas esse processo pode demorar algum tempo. Nos quadros mais leves, podem ocorrer ameaças, xingamentos, gestos obscenos, ofensas, gritos, imprudência no trânsito, ataque de objetos e agressões físicas sem lesão corporal. Já nos casos mais graves, pode ocorrer destruição de propriedades e patrimônios, e ataques físicos mais sérios, com lesão corporal.

Geralmente, depois de cada crise, é comum sentir culpa e arrependimento. O tratamento envolve psicoterapia e tratamento medicamentoso. Se você é cristão e tem pavio curto constante, é essencial procurar ajuda.

**CRITÉRIOS DIAGNÓSTICOS DE TRANSTORNO EXPLOSIVO INTERMITENTE SEGUNDO O DSM-5 (Manual Diagnóstico e Estatístico de Transtornos Mentais, 5ª edição)**

Os atuais critérios para diagnóstico de TEI incluem:

**A.** Explosões comportamentais recorrentes que representam uma falha no controle de impulsos agressivos, conforme manifestado por um dos seguintes aspectos:

1. Agressão verbal (por exemplo, acessos de raiva, injúrias, discussões ou agressões verbais) ou agressão física dirigida a propriedade, animais ou outros indivíduos. Devem ocorrer, em média, duas vezes por semana durante um período de três meses. A agressão física não resulta em danos ou destruição de propriedade nem em lesões físicas em animais ou em outros indivíduos.

2. Três explosões comportamentais que envolvem danos ou destruição de propriedade e/ou agressão física que envolve lesões físicas contra animais ou outros indivíduos. Devem ocorrer dentro de um período de doze meses.

**B.** A magnitude da agressividade expressa durante as explosões recorrentes é muito desproporcional em relação à provocação ou a quaisquer estressores psicossociais precipitantes.

**C.** As explosões de agressividade recorrentes não são premeditadas (isto é, são impulsivas e/ou decorrentes de raiva) e não têm por finalidade atingir algum objetivo tangível (por exemplo, dinheiro, poder, intimidação).

**D.** As explosões de agressividade recorrentes causam sofrimento acentuado ao indivíduo ou prejuízo no funcionamento profissional ou interpessoal ou estão associadas a consequências financeiras ou legais.

**E.** A idade deve ser pelo menos seis anos de idade.

**F.** As explosões de agressividade recorrentes não são mais bem explicadas por outro transtorno mental (por exemplo, transtorno depressivo maior, transtorno bipolar, transtorno disruptivo da desregulação do humor, transtorno psicótico, transtorno da personalidade antissocial, transtorno de personalidade limítrofe) e não são atribuíveis a outra condição médica (por exemplo, traumatismo craniano, doença de Alzheimer) nem aos efeitos fisiológicos de uma substância (por exemplo, droga de abuso, medicamento). No caso de crianças com idade entre 6 e 18 anos, o comportamento agressivo que ocorre como parte do transtorno de adaptação não deve ser considerado para esse diagnóstico.

**Nota:** Este diagnóstico pode ser feito em adição ao diagnóstico de transtorno do déficit de atenção, transtorno de conduta, transtorno de oposição desafiante ou transtorno do espectro autista nos casos em que as explosões de agressividade impulsiva recorrentes excederem as normalmente observadas nesses transtornos e justificarem atenção clínica independente.

Caso o paciente seja criticado ou impedido de agir durante as explosões de agressividade, a crise pode escalar para algo mais grave. Outra característica muito comum a esses pacientes é que, **logo após esses ataques, sejam leves ou severos, aparecem sentimentos de arrependimento, vergonha, culpa e/ou tristeza.** Também é possível observar comportamentos auto-lesivos ou extremamente destrutivos contra si mesmo após um ataque de raiva e impulsividade. Essa experiência de sofrimento genuíno caracteriza o TEI.

# 13

# Suas emoções também são biológicas

> Assim será com a ressurreição dos mortos. O corpo que é semeado é perecível e ressuscita imperecível; é semeado em desonra e ressuscita em glória; é semeado em fraqueza e ressuscita em poder; é semeado um corpo natural e ressuscita um corpo espiritual. Se há corpo natural, há também corpo espiritual. (1Coríntios 15:42-44)

Além de compreendermos que nossas emoções são parte de nossa estrutura criada por Deus, precisamos avançar no entendimento de que nossas emoções são processadas biologicamente. Não há espiritualidade emocionalmente saudável sem compreendermos que corpo (biológico), alma (mente, vontade, emoção) e espírito estão intimamente conectados e são indissolúveis.

Quaisquer alterações biológicas no funcionamento do cérebro podem afetar nossa expressão emocional e nossa espiritualidade. Por exemplo, se vivemos um quadro de depressão, perdemos a energia, o prazer, a iniciativa e isso afeta nossa capacidade de orar, congregar e até de ler as Escrituras. Se nosso corpo ficar doente, pode causar uma fé não saudável que contaminará nossa vida espiritual.

A queda no Éden afetou o nosso funcionamento biológico de maneira significativa. Antes dela, o cérebro de Adão trabalhava em perfeita harmonia, mas, com o pecado original, todo o funcionamento do nosso corpo foi deturpado. Estamos sujeitos a heranças genéticas e a distúrbios neurobiológicos que causam diversas doenças no cérebro. Nascemos de novo somente em nossa vida espiritual, mas nossa história emocional e nosso corpo seguem comprometidos mesmo depois de entregarmos nossa vida a Cristo.

Se negarmos a biologia das doenças emocionais, tenderemos a espiritualizar todas as coisas e deixaremos de buscar a ajuda necessária para o tratamento e a correção de diversas doenças neuropsiquiátricas.

Abordei esse tema de modo abrangente nos meus outros livros, mas é importante reiterar que teremos um corpo livre de adoecimento e com perfeita gestão das emoções somente quando ressuscitarmos com Cristo e tivermos um corpo glorificado. Será a restauração plena da mente em toda sua capacidade, até mais excelente do que Adão tinha antes da queda.

Se estivermos com *déficit* de algumas vitaminas, com disfunções hormonais e doenças clínicas (lúpus, câncer etc.), isso pode se traduzir em uma expressão emocional disfuncional e uma vida espiritual mais oscilante. Lembro-me de que anos atrás uma paciente me procurou no consultório porque se sentia oprimida. Ela havia feito inúmeras sessões de libertação – retiros espirituais focados na ideia de cura das emoções por meio da confissão de pecados –, mas não conseguia ter de volta sua energia e sua memória. Sentia-se sempre cansada e escutou em inúmeras ministrações que os sintomas decorriam de laços de alma – alianças emocionais ou traumas emocionais com pessoas do passado – não quebrados de relacionamentos anteriores. Minha surpresa ocorreu depois de solicitar alguns exames e descobrir o quadro de hipotireoidismo grave, ou seja, um funcionamento deficiente da tireoide. Depois de ela ter feito a reposição hormonal, sua vida emocional e espiritual voltou a ser harmônica.

Ao apresentar esses conceitos, não afirmo que nossas emoções são oriundas somente de nossa vida biológica, dos nossos neurônios e de nossa atividade cerebral. Creio que as emoções são ocasionadas pelo somatório de nossa atividade espiritual com nosso sistema nervoso, central e periférico, e vice-versa, o que gera conceitos, emoções e sensações.

Se estivermos com o funcionamento de nossas conexões cerebrais alterado, seja por genética, seja por estresse, seja por distúrbios endócrino-metabólicos, pode resultar em sintomas como tristeza, ansiedade patológica, desesperança, dificuldades de concentração etc. que poderão ser traduzidas por muitos como falta de fé, opressão ou ausência da presença divina em nossa vida.

A fé saudável cuida do corpo. Sua saúde espiritual está intimamente conectada à sua saúde física.

## PRÁTICA 1

### ORAÇÃO

Senhor Deus, ensine-me a cuidar adequadamente da minha saúde física. Não permita que eu espiritualize e seja negligente com os cuidados com o meu corpo. Dai-me sabedoria e equilíbrio para cuidar adequadamente do meu corpo, da minha alma e da minha vida espiritual.

## PRÁTICA 2

### UM CONCEITO QUE VOCÊ DEVE GUARDAR

Sua saúde espiritual está intimamente conectada à sua saúde física.

## PRÁTICA 3

### REVISÃO DE VIDA

Qual foi a última vez que você fez um *check-up*? Você tem sido negligente com sua saúde física? Você é cristão e tem preconceito com psiquiatras? Qual passo você precisa dar hoje para cuidar melhor de sua saúde física?

_____
_____
_____
_____
_____
_____

# 14

# Não meça sua fé pelas emoções

> Portanto, irmãos, peço pelas misericórdias de Deus, que ofereçam o corpo de vocês em sacrifício vivo, santo e agradável a Deus: este é o culto racional de vocês. (Romanos 12:1)

Experimentar emoções durante um culto, oração ou leitura bíblica é algo saudável e coerente com nossa natureza criada por Deus. Como eu disse antes, fomos criados para sentir emoções. Quando o Espírito Santo se manifesta em nós, primeiro fala ao nosso espírito (O próprio Espírito testemunha ao nosso espírito [...], cf. Romanos 8:16), o que, aos poucos, desencadeia uma ação em toda nossa unidade biopsicoespiritual. A ação de Deus em nós produzirá emoções, sentimentos, vontade e cognições; para isso, nossos circuitos cerebrais são inteiramente ativados. Deus não separa corpo, mente, espírito.

Uma vida espiritual equilibrada não é a anulação ou repressão das emoções. Por muitos anos, confundimos fé madura e saudável com ausência de expressão emocional nos cultos e na liturgia cristã, o que torna os cultos, sobretudo no Ocidente, muitas vezes frios e impessoais. Entretanto, atualmente vemos o extremo oposto muito perigoso: a ênfase exagerada na expressão das emoções como sinal de manifestação espiritual, fé ou da presença de Deus em nós ou em algum lugar. Vivemos a era da idolatria das emoções.

Em uma sessão de aconselhamento bíblico, atendi Eustáquio. Ele vivia em enorme tristeza por não sentir Deus durante as reuniões de sua igreja e questionava sua fé. Nas reuniões de sua comunidade, muitas pessoas choravam compulsivamente, caíam (ficavam deitadas no chão após ministrações de orações) e até mesmo entravam em transe espiritual, de modo que ficavam inconscientes. Isso não acontecia nunca com ele, e, em sua maneira de ver a fé, ele acreditava que a ação divina deveria produzir expressões emocionais claras e perceptíveis; assim, ele hipervalorizava as emoções como termômetro de fé. Para ele, não existia crença verdadeira sem emoções, o que o fazia acreditar ser um cristão frio e insensível à ação do Espírito Santo.

Esse caminho tem diversos efeitos nocivos, pois muitos líderes dispõem de artifícios de manipulação emocional visando explorar as emoções humanas durante cultos e atividades de fé. Técnicas como hipnose, programação neurolinguística e ritmos musicais são intencionalmente utilizadas para simular manifestações espirituais por meio de experiências emocionais. Nossa liturgia cristã tem produzido cada vez mais cultos emocionais, superficiais e projetados com a intenção de produzir experiências de bem-estar, prazer e emoções intensas. Expressões como: "Que culto maravilhoso, me senti tão bem"; "Saí da igreja com energia renovada"; e "Saí mais leve" são recorrentes nesses ambientes projetados para produzir emoções que são usadas para ganhos pessoais por lideranças abusivas, narcisistas ou doentes.

Na psiquiatria, há fenômenos chamados transes espirituais. Embora abordados posteriormente, sobre eles é importante de antemão compreendermos que muitas pessoas podem cair, ter movimentos involuntários e chorar copiosamente sem que nenhuma verdadeira manifestação espiritual esteja ocorrendo em um ambiente de culto. Tudo depende de como a liturgia é estimulada por meio de técnicas. Um ambiente de falsa manifestação do Espírito pode facilmente ser emulado e enganar muitos.

> Estamos sujeitos a heranças genéticas e a distúrbios neurobiológicos que causam diversas doenças no cérebro.

O segundo ponto é a necessidade de termos um culto racional, consciente e com entendimento. A fé tem um componente cognitivo muito importante ao longo da caminhada cristã e, na maior parte de nosso tempo, andaremos firmados pelas convicções instaladas em nossa mente pela Palavra de Deus, não pela expressão das emoções. Mesmo sem sentir o Senhor, sabemos pelas Escrituras que ele está conosco todos os dias. Da mesma forma, por mais que não tenhamos sentimentos durante uma oração, sabemos que o Pai a ouve de prontidão e a leva em consideração.

Andamos, sobretudo, por fé, não pelo que vemos (2Coríntios 5:7), e a fé é também um conjunto de certezas instaladas em nosso cérebro por meio da ação do Espírito Santo e das Escrituras. Deus, ao longo de nossa caminhada cristã, modifica nossa maneira de pensar e faz que essas convicções sejam a estrutura de base para todo o desenvolvimento secundário da fé, dos dons espirituais, do serviço etc.

O Senhor quer de nós também o culto racional que, como exposto anteriormente, não anula a expressão emocional na liturgia cristã, apenas não nos faz reféns dela como parâmetros para validar ou não a presença real de Deus ao longo de toda nossa caminhada. Mesmo que você não sinta, Deus sempre está com você.

Devemos, então, compreender que alguns pacientes com depressão, ansiedade ou outros transtornos emocionais podem apresentar sensibilidades emocionais diferentes durante as reuniões de culto público. Quando estão muito sintomáticos e instáveis, esses cristãos tendem a expressar mais emoções. Por outro lado, muitos medicamentos psiquiátricos, como é o caso dos antidepressivos, reduzem a expressão das emoções e deixam o paciente mais blindado do que o necessário, de tal modo que apresenta maior dificuldade de chorar ou experimentar emoções, sejam boas ou ruins.

Já atendi diversos pacientes que, depois de começarem o tratamento, acharam que sentiram menor percepção do mundo espiritual. Entretanto, isso não ocorre. A explicação é que o medicamento trava as emoções. Felizmente, temos tratamentos medicamentosos que podem ser usados quando isso ocorre.

## PRÁTICA 1

### ORAÇÃO

Senhor, calibre minhas emoções. Ensine-me a não negá-las e a não ficar insensível na fé. Que em nenhum momento eu também passe para o extremo de viver uma fé refém delas. Ensine-me a ter uma fé equilibrada. Instale conceitos sólidos de fé em meu cérebro. Não permita que eu quantifique minha fé ou minhas experiências contigo baseado nos meus sentimentos. Que teu Espírito gere em mim emoções fruto de uma fé saudável, mas que, em nenhum momento, eu questione tua presença por não sentir algo como gostaria. Ensine-me a compreender que toda a revelação do Senhor está na tua Palavra.

## PRÁTICA 2

### UM CONCEITO QUE VOCÊ DEVE GUARDAR

Você não precisa sentir para crer que Deus está com você.

# PRÁTICA 3

# DIRCERNIMENTO DAS EMOÇÕES NO CULTO

Reafirmo que é normal sentirmos emoções durante um culto, uma reunião de oração ou quando falamos sobre a Palavra de Deus. O Pai nos criou para que nossa espiritualidade e nossas emoções sejam saudáveis também ao serem exteriorizadas. O Espírito de Deus testifica com nosso espírito (Romanos 8:16) e creio que, a partir disso, uma força espiritual gera conceitos, impulsos e emoções que podem progressivamente renovar nossa mente. A atividade espiritual vai gerar uma atividade no nosso cérebro e em nossos neurônios, pois corpo, mente e espírito são uma unidade indissolúvel, e o que acontece em uma esfera repercute na outra.

O problema está na tentativa de fazer o caminho inverso: pregadores manipulam as emoções para produzir e induzir falsas manifestações espirituais ao tentar fazer algum tipo de expressão que possa parecer uma ação do Espírito Santo, sem que o Espírito Santo de fato gere as emoções. Esse processo pode ser voluntário, com um líder que age dessa maneira para conseguir ganhos, ou secundário, quando as pessoas criam um ambiente considerado propício para atrair o Espírito Santo sem má-fé. Essa, na verdade, é uma falsa atração, uma vez que a ação do Espírito Santo não pode ser manipulada ou artificializada pela mente humana.

Antes de explicar mais acerca do tema, reitero que acredito na existência de manifestações genuinamente espirituais. Apesar de ter uma formação mais reformada na teologia, eu me converti em um ambiente pentecostal muito saudável e creio que o Espírito Santo pode gerar vários tipos de experiências que ocasionam expressões emocionais em um culto genuinamente cristão. Todavia, tem sido cada vez mais assustador presenciar como pessoas, tanto inescrupulosas como sem má intenção, têm manipulado emocionalmente as reuniões de culto público para obter ganhos ou simplesmente para produzir sensação de bem-estar, êxtase e até felicidade em uma plateia que cada vez mais compreende o culto como entretenimento ou experiência mística.

Nossa cultura tem valorizado muito entretenimentos que alcancem vários sentidos humanos em um único local. Os shows das bandas seculares mais famosas de nosso tempo já não são organizados apenas com músicas, mas com vídeos, pulseiras que vibram e luzes sincronizadas ao som das canções. Tudo é feito para que ocorra uma experiência sensorial múltipla para gerar no público uma combinação de alegria, êxtase e euforia.

Anos atrás, uma paciente que às vezes frequenta a igreja tinha ido ao show de uma famosa banda secular chamada Coldplay. Eu não vejo problema nenhum em ouvir uma boa banda secular porque acredito que, pela graça comum, Deus concede dons à humanidade. Entretanto, achei engraçado, e também trágico, que, ao perguntar a ela como foi o show, ela me respondeu: "Foi muito bom, doutor! Parecia até um culto de tanto que chorei". Podemos produzir emoções positivas transitórias, e a indústria do entretenimento sabe explorar essa área. Os shows do Coldplay são muito mais que música, são experiências multissensoriais. Alguns outros artistas seculares chegam ao ponto de ofertar a possibilidade de alguma transcendência.

Retomando o assunto, a pergunta que cabe é: "Qual é a relação dessas experiências com a fé cristã e as emoções?" Como muitas reuniões cristãs seguem o caminho de também tentar promover uma experiência de bem-estar, alegria e felicidade para aqueles que as frequentam, os pregadores usam diversos tipos de estímulos, entre os quais técnicas de hipnose e de programação neurolinguística. Essas ferramentas têm, sim, seu lugar, se forem usadas corretamente para fins terapêuticos; o problema ocorre quando são usadas como estratégia de manipulação e artificialização das manifestações espirituais.

> Mesmo que você não sinta, Deus sempre está com você.

A hipnose, por exemplo, não tem nada de espiritual, tampouco de mística. É apenas uma técnica na qual um profissional de saúde pode, por meio do uso adequado da técnica, fazer alguém experimentar sensações, percepções, pensamentos ou acesso a dados eventualmente armazenados no subconsciente. A hipnose deve ser usada ocasionalmente e será raro ter utilidade como uma técnica isolada de um plano terapêutico de longo prazo.

Durante uma sessão de hipnose, há indução da atividade em áreas cerebrais, como o giro do cíngulo, que faz parte do circuito de vigilância do cérebro. De maneira simples, inibimos certas áreas do cérebro para alterar a consciência do que de fato acontece no mundo externo e para que a expressão de memórias internas seja mais livre. Com a aplicação da técnica, pessoas podem cair, ter sensações físicas e até êxtase após a sessão.

Pregadores têm usado de maneira indiscriminada técnicas de hipnose em ambientes cristãos para levar muitos a falsamente caírem no Espírito, para ter atenção dirigida a atividades específicas, para facilitar a manipulação. Todas essas são tentativas de induzir experiências falsamente espirituais.

A psiquiatria também tem vários estudos sobre fenômenos chamados de transe espiritual. Sem entrar em detalhes não pertinentes a este estudo, o transe espiritual é possível, e a psiquiatria sabe que pode ser um fenômeno meramente emocional e estimulável conforme o ambiente. Quadros falsos de êxtase, transe e arrebatamento espiritual podem ocorrer sobretudo se existir:

1. estado de sugestionabilidade aumentada: uso de frases de efeito, de comando; quando o auditório é induzido a repetir mantras, a marchar ou até é forçado a falar línguas estranhas.
2. aumento de percepção de imagens: uso exagerado de luzes, fumaça, danças, estímulos sensoriais etc.
3. diminuição da iniciativa e do planejamento: o palestrante busca manter a atenção da plateia e usa técnicas de oratória para manipulação; é comum que eventos durem diversas horas, pois, uma vez cansadas, as defesas emocionais são reduzidas e deixam as pessoas mais facilmente manipuláveis.
4. redução momentânea da capacidade de teste de realidade: promoção da ideia de que você deve se desconectar da realidade e se imaginar em outro lugar; muitas vezes há estímulo para projetar mentalmente o cenário desejado diante de Deus.

Os fenômenos descritos são caracterizados por estados transitórios em que parece haver dissociação mental completa ou parcial. A pessoa pode ficar sem movimentação motora (cair) ou com automatismo em atos e pensamentos, estado hipnótico semelhante a sonho ou embriaguez (movimentos com as mãos, tremores etc.).

É importante novamente frisar aqui que não ignoro que a ação do Espírito Santo pode fazer o cristão ficar em estado genuíno de êxtase espiritual e até perder algum nível de consciência. Contudo, não podemos deixar de atentar que existe uma artificialização cada vez maior da liturgia cristã para tornar o culto público uma experiência de entretenimento e bem-estar emocional. Muitos cultos são projetados para produzirem vivências de modo que o cliente (membro ou visitante) seja manipulado emocionalmente para gerar ganhos secundários. Além disso, como afirmei, na era em que enfatizamos sobremaneira as emoções como termômetro de fé, temos cada vez maior dificuldade de glorificar a Deus em ambientes simples e com a liturgia comum.

Deus não é refém de métodos, mas devemos sempre tomar cuidado adicional com ferramentas que tentam produzir fé ou gerar manifestações do Espírito.

## PRÁTICA 4

Como está sua fé? Você alguma vez achou que Deus não estava com você por não sentir a presença dele? O quanto sua fé tem sido racional? Escreva sobre isso.

_____
_____
_____
_____

Como são as reuniões e/ou cultos que você frequenta? Escreva uma oração para que Deus ilumine seu coração e conduza você ao caminho de uma fé que não negue as emoções e para que você não baseie sua fé nelas.

_____
_____
_____
_____
_____

# 15

# Emoções doentes podem induzir você a querer desistir da caminhada

Por que saí do ventre materno? Só para ver dificuldades e tristezas e terminar os meus dias na vergonha? (Jeremias 20:18)

Quero trazer à memória o que pode me dar esperança. (Lamentações 3:21, NAA)

Uma leitura atenta das Escrituras evidencia que vários homens de Deus pensaram em desistir. É importante saber que emoções doentes afetam a fé e podem nos deixar sem esperança na jornada. Precisamos compreender que dias difíceis existem, inclusive na vida dos maiores profetas.

Jeremias é um testemunho bíblico de dias de exaustão. Em determinado momento de sua jornada com o Senhor, ele foi tomado por um questionamento vocacional profundo, por uma tristeza que corroeu sua fé e por um desejo incontrolável de não ter nascido. Podemos ser cristãos piedosos e ter crises como essa. Nessa altura, questionamos nosso chamado e podemos até fazer uma oração honesta desejando pela própria morte. Talvez pareça extremo demais, mas é a realidade recorrente dos atendimentos; é mais comum do que pensamos.

Os motivos de Jeremias eram, sim, fortes e dignos de adoecimento: o profeta foi chamado para ser uma voz solitária em meio à corrupção moral e espiritual que contaminava toda a sociedade de Israel. Seu ofício profético fez que ele fosse espancado e humilhado em praça pública pelo líder religioso da época (Jeremias 20). No fim daquele fatídico dia, Jeremias fez uma oração honesta, questionou a Deus o motivo de seu nascimento e o propósito de sua vida.

Profetas são eternos angustiados e vivem com uma sensação ainda maior de incompletude no mundo. Se, por um lado, a lente divina permite-lhes ver a beleza que muitos de nós somos incapazes de enxergar, por outro lado, profetas são levados a sentir nos olhos o fogo consumidor da santidade divina e a dor da injustiça que não muda o coração de quem vive apenas na trivialidade. Por mais que a angústia seja frequente para os profetas, também existe no interior de todos aqueles que andam diariamente com Deus ao longo da caminhada neste mundo caído. Chamo de profetas aqueles que sentem o mundo com o coração do Criador de maneira mais íntima.

Devemos ter consciência de que haverá dias de tristeza, solidão, fraqueza e incredulidade que nos farão rotineiramente questionar nosso chamado, nossa fé, a providência divina ou até nossa salvação. Quem nunca viveu dias como esse possivelmente não tenha sido submetido a uma grande prova diante de Deus. Todo aquele que deseja ser uma voz do Eterno neste mundo deve estar ciente de que essa fascinante caminhada não está imune aos dias de sofrimento emocional profundo.

> Deus não nos descarta; na verdade, ele nos reconstrói para uma nova jornada.

Perante a dor, a rejeição e a humilhação, Jeremias escolheu lamentar, e não usar frases de efeito nem negar suas emoções. Foi extremamente honesto diante de Deus em suas orações, até de maneira chocante; soube sentir e declarar os dias maus; expressou com precisão emoções desesperançosas quando Deus parecia não fazer nenhum sentido em sua vida; questionou seu chamado ainda que sentisse ser um caminho sem volta, uma vez que a presença divina era como se um fogo ardesse em seu coração, retido em seus ossos (Jeremias 20:9). A vida cristã carrega essa espécie de bipolaridade em algumas circunstâncias: a fé se mistura ao desespero, à dor, à angústia e à desesperança. Continuaremos a crer, ainda que a alma sangre e o coração se entristeça.

As dificuldades podem roubar nossa capacidade de crer e de trazer à memória o que nos traz esperança. Por maiores que sejam nossas experiências prévias com Deus e as revelações que ele possa ter nos proporcionado ao longo de toda a jornada, elas não serão capazes de imunizar nossos dias contra emoções pulverizadas pela nossa humanidade e realidade de vida.

A boa notícia é que Deus não nos descarta; na verdade, ele nos reconstrói para uma nova jornada. O caminho de Jeremias não terminou no dia que ele desejou estar permanentemente no útero de sua mãe e a sua também não vai acabar nos dias de sofrimento. Há muito ainda a ser vivido. Ore para Deus trazer à sua memória o que pode trazer esperança.

## PRÁTICA 1

### ORAÇÃO

Senhor Deus, há dias que penso em desistir. Restaura-me o vigor. Traga à minha memória o que pode me dar esperança. Reafirme no meu coração os teus propósitos. Que o fogo ardente nos meus ossos me impulsione a seguir em frente mesmo nos momentos em que nada parece fazer sentido. Amém.

## PRÁTICA 2

### UM CONCEITO PARA GUARDAR

Prepare-se! Alguns dias você pode desejar não ter nascido.

## PRÁTICA 3

Você já pensou em desistir ou sua vida cristã sempre foi um caminho sem medo nem dúvida? Você já viveu algum momento como Jeremias no qual não desejou ter nascido? Escreva como você está se sentindo hoje.

_____

_____

_____

## PRÁTICA 4

Ore pausadamente, se possível, em voz alta, Salmos 86 (A Mensagem).

> Ouve minha oração, ó Eterno! Responde-me! Sou um miserável infeliz! Faz algo pela minha segurança — não vivi uma vida justa? Socorre teu servo, pois dependo de ti! Tu és o meu Deus: tem misericórdia de mim! Conto contigo desde a manhã até a noite. Dá a teu servo uma vida feliz: eu me ponho em tuas mãos! Todos sabem que és perdoador, generoso para com todos os que pedem socorro. Presta atenção, ó Eterno, à minha oração! Ouve meu grito de socorro! Toda vez que estou com problemas, recorro a ti, certo de que me atenderás. Não há ninguém que se pareça contigo entre os deuses, ó

Senhor, e nada que se compare às tuas obras. Todas as nações que fizeste estão a caminho, prontas para te honrar, ó Senhor, Prontas para mostrar tua beleza e fazer desfilar tua grandeza, E as grandes obras que realizas. Deus, tu és único: não há ninguém igual a ti! Ensina-me, ó Eterno, a andar como se deve, e seguirei teu caminho de verdade. Junta-me, coração e mente, e, inteiro, te adorarei com temor. Do fundo do meu coração agradeço a ti, querido Senhor; Nunca mantive segredo do que és capaz. Tu sempre foste generoso para comigo — quanto amor! Tu não me deixaste cair no abismo! Agora, Deus, esses tolos estão me perseguindo! Uma gangue perigosa está atrás de mim, e eles não se importam nem um pouco contigo. Mas tu, ó Deus, és só bondade, não te iras facilmente, e, por causa do teu amor imenso, nunca, nunca desistes. Então, olha-me nos olhos e mostra bondade, dá ao teu servo força para continuar, salva teu filho querido! Mostra quanto me amas, e os que me odeiam ficarão de queixo caído. Quando tu, ó Eterno, com bondade e poder, de novo me reergueres.

# 16

# Deus usa pessoas com emoções imperfeitas

> Quando o SENHOR começou a falar por meio de Oseias, disse-lhe: "Vá, tome para você uma prostituta como esposa e tenha filhos resultantes da prostituição, porque esta terra se prostituiu constantemente, afastando-se do SENHOR." (Oseias 1:2)

Imagine-se como empresário em busca de candidatos para um projeto de longo prazo com um plano de negócios perfeito, destinado a prosperar. Com certeza, durante o processo seletivo, você vai se esforçar ao máximo para selecionar os candidatos mais hábeis, inteligentes e emocionalmente estáveis. Mais do que habilidades técnicas, você vai atrás de pessoas que tenham histórias de vida compatíveis, emoções saudáveis e equilibradas, e longo histórico de resultados prévios. Felizmente, o RH (departamento das empresas que seleciona candidatos) de Deus não é assim.

Se olharmos o texto bíblico, vamos perceber com facilidade que o processo seletivo divino não segue parâmetros humanos. Ao longo da história, o Senhor usou homens e mulheres com emoções imperfeitas, históricos de vida questionáveis e até mesmo pessoas cuja fé vacilou tremendamente.

Noé sucumbiu ao abusar de álcool. Abraão mentiu duas vezes que Sara não era sua esposa, teve medo ao chegar ao Egito e quase colocou a promessa divina aparentemente em risco. Jacó era mentiroso e tinha aparentes traços de transtorno de personalidade. Moisés foi assassino e impulsivo. Davi foi adúltero. Salomão foi o mais inteligente, cognitiva e culturalmente, mas foi displicente e aparentemente sucumbiu às compulsões sexuais. Oseias foi impelido por Deus a se casar com uma prostituta. Jonas se recusou a abençoar um povo por preconceito sociocultural. Elias teve depressão. Jeremias desejou a morte.

Aparentemente Timóteo lutou contra gastrite nervosa. Paulo discutiu com Pedro depois que os dois já eram missionários experientes.

O que eles tinham em comum? Suas emoções não eram estáveis nem sua vida imune às imperfeições. Tudo que fizeram para Deus teve como origem a graça divina que escolhe pessoas oscilantes para cumprir seus propósitos.

Um dos erros primordiais que vejo muitos pacientes cometerem ao longo da caminhada cristã é acreditar que somente devem começar a servir ao Senhor ou frutificar para o reino de Cristo quando julgarem estar emocionalmente preparados ou livres de qualquer oscilação emocional. Ficam paralisados até se sentirem dignos, terem uma família estabelecida, boa estabilidade emocional ou financeira.

Maria me procurou para tratar de um quadro de ansiedade. Ela sonhava ser missionária. Mas sua comunidade, muito tóxica emocionalmente, a ensinava, semana após semana, que alguém em tratamento para ansiedade não podia fazer missões. Com o tempo e o tratamento, eu a encorajei a fazer uma escola de treinamento, e ela segue frutificando em meio aos indígenas na Amazônia, apesar da necessidade do uso de medicações contínuas.

Se olharmos com cuidado para a história dos homens citados anteriormente, veremos que nenhum deles atingiu a perfeição e o equilíbrio emocional que julgamos serem pré-requisitos indispensáveis à aptidão para o serviço ao Eterno e seus propósitos. Obviamente, os erros dos heróis da fé não servem de álibi para uma vida pautada na graça barata que não busca a santificação e a transformação das emoções. A caminhada com Deus por meio do Espírito Santo é uma jornada de mudanças profundas na nossa personalidade, e esse caminho deve ser perseguido por meio das disciplinas espirituais.

O testemunho bíblico é uma esperança enorme para quem ainda luta contra fraquezas emocionais, contra percalços morais e contra crises de incredulidade.

Talvez seu temperamento falhe em alguns momentos. Em outros, é possível que você se renda a compulsões. Em algumas circunstâncias, você pode até ter desejos suicidas. A bondade do Criador permite que, pela graça, ele ainda execute os propósitos escritos antes da fundação do mundo por meio de gente imperfeita, frágil, incompleta, fraca e oscilante, como você e eu.

## PRÁTICA 1

### ORAÇÃO

Senhor Deus, abra meus olhos para compreender que todos os teus caminhos existem unicamente por tua graça e bondade. Que essa compreensão não me leve a uma vida relapsa nem ao barateamento da graça, mas a uma busca maior por santidade. Ensina-me a ter paciência com quem está ao meu redor. Fortaleça-me em meio às imperfeições para seguir em frente nos dias de tropeço ou crise de fé. Aumenta minha fé. Revela-me que minhas máculas, meus pontos fracos e minhas crises não são impeditivos para tua ação, pois tu governas sobre tudo. Planta a esperança certeira no meu coração, porque posso confiar nos teus propósitos em toda e qualquer situação. Amém.

## PRÁTICA 2

### UM CONCEITO PARA GUARDAR

Deus usa pessoas imperfeitas como eu.

## PRÁTICA 3

Quais obstáculos você tem colocado como impeditivo para servir a Deus? Como estão suas emoções hoje? Você já ouviu de alguém que, se há pontos ainda não totalmente restaurados na sua vida, você não poderia servir ao Senhor? Jeremias pensou em desistir, mas a graça divina o fez seguir adiante. Ao ler a Bíblia, você consegue ter a convicção de que os personagens eram pessoas imperfeitas como você (com exceção da Trindade)? Escreva a seguir três coisas pessoais ou familiares consideradas barreiras para seguir em frente.

_____
_____
_____
_____
_____
_____

## PRÁTICA 4

Faça uma oração para colocar diante de Deus suas imperfeições. Apresente a ele sua família, suas necessidades emocionais, materiais e espirituais. Enumere as respostas do Senhor que você aguarda para este dia, mesmo ciente de que elas não são impedimentos para a ação divina. Anote cinco temas de oração para os quais você precisa da resposta do Senhor para o restante do ano.

# 17

# Deus não descarta pessoas por estarem em crise emocional

> Ali entrou em uma caverna e passou a noite. Eis que a palavra do SENHOR veio a ele: "O que você está fazendo aqui, Elias?" (1Reis 19:9)

O texto bíblico que inicia este capítulo talvez seja um dos que têm maior relevância psiquiátrica em toda a Escritura. Já o explorei exaustivamente em meus outros livros, mas gostaria de enfatizar novamente que Deus se importa com nossas emoções.

Elias foi um profeta que, no auge de seu ministério, foi tomado por sintomas depressivos e ideações suicidas. Até então, sua vida tinha sido marcada por diversos milagres e manifestações sobrenaturais. O profeta foi usado pelo Eterno para determinar condições climáticas, ressuscitar mortos, multiplicar comida e até exterminar de Israel centenas de profetas adoradores de Satanás. Sem dúvidas, viveu em grande plenitude espiritual. Entretanto, as Escrituras nos mostram que, após o ápice de seu ministério — a morte dos profetas de Baal —, Elias entrou em um quadro depressivo e pediu a Deus para morrer:

> e entrou no deserto, caminhando um dia. Chegou aonde havia uma giesta, sentou-se debaixo dela e orou, pedindo a morte: "Já tive o bastante, SENHOR. Tira a minha vida; não sou melhor do que os meus antepassados." (1Reis 19:4)

A forma como Deus cuidou de sua crise emocional é marcada por grande amor e compaixão. O Pai, durante todo o episódio, considerou o profeta mais importante que o ministério profético, porque, para o Senhor, pessoas são mais importantes que ministérios. Existe uma lição muito importante a ser compreendida quando meditamos na vida de Elias: a forma como o Criador cuidou do profeta de maneiras diferentes em cada fase emocional.

> Depois disso, a palavra do SENHOR veio a Elias: "Saia daqui, vá para o leste e esconda-se perto do riacho de Querite, a leste do Jordão. Você beberá do riacho, e dei ordens aos corvos para o alimentarem lá." (1Reis 17:2-4)

> Depois, ele se deitou debaixo da giesta e dormiu. De repente, um anjo tocou nele e disse: "Levante-se e coma." Elias olhou ao redor e ali, junto à sua cabeceira, havia um pão assado sobre brasas quentes e um jarro de água. Ele comeu, bebeu e deitou-se de novo. (1Reis 19:5-6)

No primeiro texto, Elias estava muito convicto de seu ministério, de seu posicionamento em Deus e com nenhum sinal de que estaria passando por algum burnout ou crise emocional. Nesta fase, o Eterno o estava preparando para viver experiências futuras que seriam sobrenaturais e influenciariam até mesmo o curso do país. Nesse treinamento divino, Deus o levou ao deserto, o fez beber água do riacho e ser alimentado pelos corvos. O Senhor nos mostra que, em alguns momentos, viveremos do natural (a água do riacho) e do sobrenatural (alimento dado pelos corvos). Por mais difícil que fosse viver no deserto dessa forma, o Eterno o moldava, fortalecia sua fé e proporcionava envergadura espiritual para que ele seguisse adiante.

No segundo texto, o cenário é completamente diferente. Elias já tinha vivido muitas experiências sobrenaturais e estava no auge de seu ministério. Dias antes, fora divinamente usado para exterminar os profetas idólatras que corrompiam a nação. Ele tinha visto um grande avivamento espiritual em Israel (1Reis 18). Talvez, porém, entre uma depressão ou burnout, Elias tenha apresentado os sintomas depressivos descritos nas Escrituras (1Reis 19) e pediu ao Senhor que o levasse embora desta terra. Nesse momento, o Criador iniciou uma jornada de cura do profeta com uma metodologia diferente da anterior.

Deus o alimentou, cuidou de seu corpo fragilizado pelo tempo no deserto e um anjo forneceu-lhe água em um jarro e pão quente nas pedras. É uma imagem lindíssima percebida em detalhes porque o mesmo Elias no início de seu ministério havia sido alimentado por corvos e tomado água do riacho. O Eterno sabe variar os métodos de cuidado de acordo com os momentos emocionais que vivemos. Alguns dias, seremos alimentados por corvos; outros, por anjos. Em alguns, você será chamado a beber água do riacho; em outros, terá em uma jarra de água. O Pai sabe qual estratégia vai usar em cada momento de sua vida e os dias em que você também precisará viver totalmente do sobrenatural. Deus não segue protocolos rígidos ao longo de nossa caminhada diante dele.

Nos detalhes do cuidado divino, percebemos como Deus não somente lê nossas emoções, mas também toma decisões para conosco conforme a estrutura que temos para cada ocasião. O Senhor não foi grosseiro ou tampouco descartou Elias como profeta, mas foi ouvinte atento de suas queixas, angústias e lamentações. Para Deus, pessoas são mais importantes que ministérios. Quem você é importa mais do que o que você pode fazer. O Pai está interessado prioritariamente em construir relacionamentos com pessoas, não em criar empresas espirituais – muitas comunidades descartam pessoas em crises como se fossem funcionários que não geram resultado em uma empresa –; Elias seria descartado por muitos ministérios nos dias de hoje; afinal, pessoas improdutivas, mesmo na igreja, são facilmente substituídas por outras ao menor sinal de crise emocional.

> O Pai sabe qual estratégia vai usar em cada momento de sua vida e os dias em que você também precisará viver totalmente do sobrenatural.

Na sociedade atual, a produtividade é o deus do mercado secular e até mesmo do cristão. Muitos podem ter servido por anos em suas comunidades, terem tido enormes experiências com Deus e apresentar valoroso testemunho público. Quando, porém, entram em crise, adoecem ou apresentam queda de produtividade, são facilmente descartados ou deixados de lado. Talvez a pessoa que acabei de descrever seja você. No momento em que você mais precisou, por ter sido afetado por cansaço ou enfermidade, deixou de cumprir rigidamente protocolos e anseios de uma comunidade doente pautada por metas, entregas e resultados.

Muitos anos atrás, atendi Roger, um pastor em burnout. Cansado, triste e abatido, me procurou para tratamento no consultório. Forneci um atestado médico para ele apresentar na reunião do conselho pastoral de sua igreja que ocorreria na semana seguinte. Na reunião, depois de explicar como se sentia e de mostrar o relatório médico, um presbítero respondeu: "Pastor, entendemos seu momento, mas estamos no fim do mandato na igreja e você é pago exatamente para fazer essas tarefas. Não podemos ajudar e informamos que seu mandato não será renovado." A igreja tinha, sim, o direito de não renovar o trabalho pastoral, mas, como ele havia servido à comunidade por vários anos, ser descartado dessa forma foi um ato de grande falta de compaixão e misericórdia. Felizmente Deus não nos trata dessa forma.

Quando Elias fugiu para a caverna, o Criador delicadamente perguntou-lhe: "O que você faz aqui, Elias?". Em outras palavras: "Conte-me o que está acontecendo". O profeta não foi julgado por estar deprimido, sem energia ou sem esperança. Deus aceitou seu desabafo e iniciou uma jornada de comunicação terapêutica que levou novamente Elias a viver sua identidade profética.

Para o Eterno, as emoções humanas têm valor, e ele sempre se interessa por elas. Não servimos a um deus burocrático, tecnicista ou focado em metas e resultados. O Pai se importa conosco e com os projetos que ele faz por meio de nós. Se precisar parar tudo para cuidar unicamente de um de seus filhos, Deus o fará, como fez com Elias.

Talvez você esteja chorando, triste, amargurado ou com medo. Todas essas emoções podem fazê-lo pensar que o Senhor não se importa, mas a história da vida de Elias nos mostra o contrário: ele tem compaixão por recuperar pessoas e não as descarta nos momentos de crise.

## PRÁTICA 1

### ORAÇÃO

Senhor Deus, obrigado por te importares com minhas emoções, mesmo nos dias quando estou quebrado emocionalmente e não consigo te servir como gostaria. Obrigado por tua bondade e teu cuidado nos dias em que minha fé oscila e minhas emoções me fazem tropeçar. Permita-me compreender que tu sabes o alimento espiritual de que preciso para cada dia. Amém.

## PRÁTICA 2

### UM CONCEITO PARA GUARDAR

Deus conhece suas emoções e sabe o remédio certo de que você precisa a cada dia.

## PRÁTICA 3

Você já foi descartado por alguém ou por alguma igreja ou outra instituição por estar doente emocionalmente? Essa situação ainda afeta sua fé?

_____
_____
_____

## PRÁTICA 4

Faça uma oração de agradecimento a Deus porque ele não desiste de você nem mesmo quando suas emoções roubam completamente sua identidade espiritual. Traga à memória que Deus se importa mais com pessoas do que com ministérios.

# 18

# Deus transforma suas emoções progressivamente

> O homem lhe perguntou: "Qual é o seu nome?" "Jacó", respondeu ele. Então, o homem disse: "O seu nome não será mais Jacó, mas sim Israel, porque você lutou com Deus e com homens e venceu."
> (Gênesis 32:27-28)

Como filhos de Deus, não basta apenas acharmos que o Pai se importa com nossas emoções e usa pessoas imperfeitas. É importante crermos que ele é capaz de modificar nossa estrutura emocional de maneira profunda e surpreendente. As Escrituras não nos chamam a um comodismo fatalista que nos impede de orar e crer que nossa estrutura emocional, nossos traumas e até nossa personalidade podem ser transformadas.

O propósito de Deus é que tenhamos a mente de Cristo e que sejamos progressivamente transformados de modo que pensemos e enxerguemos cada esfera de nossa vida com a estrutura emocional do próprio filho de Deus. Conforme caminhamos com o Senhor, conceitos emocionais vão sendo modificados para que todo ato executado possa, no futuro, ter como alvo a glória do próprio Pai. A transformação acontece nele e para ele.

Muitas pessoas me perguntam se é possível o Criador transformar pessoas com transtornos de personalidade. Para a psiquiatria, ainda que existam possibilidades de progresso com psicoterapia e outros tratamentos, as mudanças na personalidade são insuficientes para casos mais graves. Acreditamos que a base de uma personalidade é definida por fatores genéticos, infância, neurodesenvolvimento, traumas etc., e isso definirá parte substancial da base emocional das pessoas para o resto da vida delas. De fato, não é um conceito errado. As neurociências vêm demonstrando que a psicoterapia pode mudar esquemas de pensamentos e proporcionar mudanças muito maiores do que anteriormente pensávamos. Entretanto, o testemunho de Deus na história nos permite ver a possibilidade de transformações que transcendem a razão humana.

A história de Jacó é um dos exemplos mais impressionantes de toda a Bíblia. Se ele fosse submetido a uma avaliação psiquiátrica nos dias de hoje, não seria impossível pensar que ele seria diagnosticado com algum tipo de transtorno de personalidade ou traços disfuncionais de comportamento.

Jacó, como o nome indicava, era um usurpador e mentiroso contumaz. Com a ajuda de sua mãe, Rebeca, deu um golpe em seu irmão mais velho e roubou seu direito de primogenitura. Antes, já tinha explorado o momento de fraqueza do irmão e tirado uma vantagem antiética e imoral em um momento de fragilidade, ainda que isso não anule o desleixo de Esaú para com o direito de primogenitura.

As Escrituras nos mostram que o Senhor, em todos os momentos, seguia soberano, mesmo quando Jacó apresentava evidentes falhas estruturais de caráter ou até algo mais sério em relação à personalidade ("amei Jacó, mas rejeitei Esaú", Romanos 9:13). De fato, se olharmos a família dos patriarcas, notamos que eram carregadas de bênção, maldição, traição, violência, litígio entre pais e filhos e até mesmo aparentes transtornos mentais com necessidade de tratamento.

> Quando temos traços usurpadores, Deus providencia algum Labão em nossa vida para tratar nossa estrutura emocional.

Deus pegou o desestruturado Jacó e o submeteu progressivamente a experiências de vida que vão transformando sua personalidade para que, no futuro, ele pudesse ser usado de maneira correta para os propósitos divinos. Jacó, então, se torna fugitivo (ameaçado de morte pelo irmão), e o Senhor permite que ele seja humilhado e tratado por seu tio Labão — trabalhou o dobro do tempo inicialmente combinado para se casar com sua esposa Raquel.

Em muitos caminhos de humilhação, injustiça e aparente desprezo e dor, o Senhor está executando mudanças em nossas emoções para estarmos mais bem preparados para viver propósitos ainda maiores do que os atuais. Quando temos traços usurpadores, Deus providencia algum Labão em nossa vida para tratar nossa estrutura emocional. Pode ser um chefe que não gostaríamos de ter, um emprego que não nos valoriza, um casamento repleto de dificuldades ou perdas extremamente dolorosas ao longo do caminho.

O importante é mantermos a convicção de que "todas as coisas contribuem juntamente para o bem de todos aqueles que amam a Deus" (Romanos 8:28). Jacó, após ter passado pela psicoterapia divina e ter tido um encontro com o Senhor, tornou-se Israel. A família do patriarca não foi perfeita, mas cheia de intrigas e conspirações; ainda assim, deu origem às doze tribos de Israel. Deus continua a fazer tudo em nós, por sua graça.

## PRÁTICA 1

### ORAÇÃO

Senhor Deus, transforma minha estrutura. Muda em minha personalidade o que precisa ser mudado. Executa teus planos em minha vida. Que a vida de Jacó seja um testemunho vivo de que o Senhor não desiste de ninguém. Ensina-me a perceber que vão existir pessoas como Labão: usadas por ti para me tratar, mesmo que eu não compreenda totalmente o processo. Amém.

## PRÁTICA 2

### UM CONCEITO PARA GUARDAR

Deus transforma usurpadores em pais espirituais.

## PRÁTICA 3

### ORAÇÃO

Peça a Deus em oração para que ele mude pontos em sua personalidade que você gostaria de mudar. Ore com fé, sabendo que, assim como transformou Jacó, ele pode transformar suas emoções.

_____
_____
_____
_____
_____
_____

# 19

# Emoções saudáveis nos fazem ver o próximo como Deus o vê

Ele lhe disse: "Vá, chame o seu marido e volte." "Não tenho marido", respondeu. Jesus lhe disse: "Você falou corretamente ao dizer que não tem marido. O fato é que você já teve cinco, e o homem com quem agora vive não é seu marido. O que acabou de dizer é verdade." A mulher disse: "Senhor, vejo que é profeta [...]."
(João 4:16-19)

Quando finalmente aprendemos que o comportamento de uma pessoa tem mais relação com lutas internas dela do que conosco, aprendemos a exercer mais graça. Deus não apenas se importa com nossas emoções, mas também deseja transformá-las para que possamos amar adequadamente aqueles que nos cercam conforme ele nos amou.

Os grandes mandamentos nos ensinam: "[...] 'Ame ao Senhor, o seu Deus, com todo o seu coração, com toda a sua alma e com todo o seu entendimento'. Este é o primeiro e maior mandamento. E o segundo é semelhante a ele: 'Ame ao seu próximo como a você mesmo'" (Mateus 22:37-39).

Se estivermos com as emoções doentes, teremos um grande obstáculo para viver uma espiritualidade emocionalmente saudável e facilidade para julgar com superficialidade a vida emocional e espiritual dos outros. Jesus nos ensina um caminho superior para o amor: primeiro amamos a Deus sobre todas as coisas e depois amamos o próximo como a nós mesmos.

A narrativa com a samaritana é um exemplo importante sobre o olhar de Jesus em relação às emoções. Ele resgata o passado, não para julgá-la ou condená-la, mas para mostrar que a resposta para as emoções doentes da mulher estavam em uma transformação espiritual que somente ele poderia fazer, aquela que acontece em Espírito e em verdade. Apesar de conhecer as lutas internas da samaritana, Cristo não as usou para promover medo ou condenação. O processo parece simples, mas não é. Muitos cristãos vivem uma espiritualidade emocionalmente tóxica ou se tornam vítimas de igrejas/líderes abusivos porque suas lutas internas são exploradas para diversos ganhos secundários.

Como, então, amar adequadamente o próximo se nosso relacionamento com Deus é disfuncional? Se nos relacionamos espiritualmente com o Pai por barganha, medo, culpa, cansaço e opressão, como poderemos amar nosso próximo sem nos tornarmos juízes, fiscais ou agentes de adoecimento naqueles que nos cercam? Como podemos amar adequadamente o próximo se não conseguimos amar a nós mesmos conforme o Senhor nos ama? Se o perdão, a graça, a paz e a reconciliação que o Espírito Santo traz ao coração dos filhos de Deus não forem verdades vivas em nosso coração, seremos vítimas perfeitas de uma espiritualidade pesada, adoecedora, desumanizada e repleta de autocobranças.

Muitos anos atrás, atendi Julia. Ao longo da consulta, ela foi discorrendo sobre as frustrantes tentativas de congregar em alguma igreja. Segundo ela, em cada local que ia, havia diversos defeitos: irmãos relapsos, pessoas falsas, pastores que só buscavam o interesse próprio, a régua moral das comunidades era muito baixa. Após um tempo de atendimento, pude verificar que ela sofria de uma rejeição enorme desde a infância, a qual cooperou para o desenvolvimento de um quadro psiquiátrico chamado distimia, que é marcado por mau humor crônico, insatisfação etc. Ela não conseguia amar o próximo adequadamente porque estava doente e não percebia. Constantemente mudava de igreja, mas o problema estava em suas emoções.

> Emoções curadas pelo Senhor nos afastam da postura de juízes ou de controladores da vida alheia.

Emoções doentes, como afirmei, também nos impossibilitarão de compreender que as pessoas nem sempre reagem como gostariam. Histórias de vida prévia podem determinar comportamentos que muitas vezes fogem ao controle racional, tornando cada um condicionado por escolhas e hábitos que não gostariam de objetivamente demonstrar. Quando vemos a graça de Deus em nós, que nos aceita, molda e transforma com o amor incondicional do Pai, baixamos a guarda e reduzimos a chance de querer transformar os outros com nossa força ou controlá-los como se a jornada deles fosse de nossa responsabilidade. Emoções curadas pelo Senhor nos afastam da postura de juízes ou de controladores da vida alheia, o que evita codependência e abusos emocionais/espirituais.

Se você tem dificuldade para se relacionar em diferentes lugares ou vive tentando julgar ou controlar o outro, sua espiritualidade pode estar doente sem que você perceba.

## PRÁTICA 1

### ORAÇÃO

Senhor Deus, ajuda-me a te amar adequadamente e que esse amor me permita ser um agente de cura para meu próximo. Não permita que minhas emoções doentes me impeçam de ver o próximo com o teu olhar. Talvez eu não congregue ou não frequente a igreja por estar emocionalmente doente. Transforme minhas emoções uma vez que, com lágrimas nos olhos, não consigo enxergar a realidade de modo adequado. Amém.

## PRÁTICA 2

### UM CONCEITO PARA GUARDAR

Nós o amamos porque ele nos amou primeiro.

## PRÁTICA 3

### COMPREENDENDO A DISTIMIA

Vimos anteriormente como um transtorno psiquiátrico não tratado pode nos impedir de ter uma espiritualidade saudável. No caso específico de Julia, ela sofria de distimia desde a adolescência e nunca tinha se tratado. Em muitos casos, um transtorno mental pode gerar percepções mais negativas sobre toda a nossa vida, o que nos faz ver o mundo mais cinza. Quando temos dificuldades de adaptação em diferentes lugares, devemos olhar para nós mesmos e pensar na possibilidade de buscar ajuda médica e psicológica.

Anteriormente falei do TEI, agora vou explicar um pouco mais sobre a distimia.

Distimia é um transtorno mental muito comum e subdiagnosticado, uma depressão mais leve e arrastada. Uma característica marcante é mau humor constante e persistente, irritabilidade, e os pacientes são em geral rotulados como pessoas de personalidade difícil. Em geral, os sintomas se iniciam na adolescência e levam à baixa autoestima, elevam o senso de autocrítica e, sobretudo, a visão negativa da vida.

A convivência com um distímico não é fácil, uma vez que ele tende a ver sempre o copo mais vazio do que cheio. Enquanto muitos podem interpretar algo de maneira mais leve, quem sofre de distimia tende a ver mais defeitos que qualidades em quase todos os ambientes em que convive, inclusive na igreja. Além disso, pode ocorrer uma postura mais rígida, como não querer mudar de opinião, o que leva o paciente a sempre mudar de comunidade ou de relacionamentos afetivos.

Se, por um lado, existem igrejas abusivas e líderes tóxicos, por outro, há diversas pessoas com transtornos mentais não tratados que não se sentirão acolhidas em nenhuma comunidade, tampouco vão tolerar eventuais falhas que, para a maioria, não são impedimento para se congregar ou ter relacionamentos na vida comunitária.

Como afirmei anteriormente, a distimia é crônica e tende a ter sintomas mais leves que quadros depressivos graves; logo, o paciente não costuma apresentar disfunções ocupacionais ou sintomas que paralisem sua vida. Dessa forma, pode passar anos sem achar que precisa de ajuda e entender que o quadro faz parte de sua personalidade.

Os critérios diagnósticos para distimia, segundo o DSM-5, estão listados a seguir:

O sintoma essencial envolve um sentimento individual de depressão na maioria dos dias e em partes do dia, durante pelo menos dois anos, e fibromialgia. Baixa energia, distúrbios no sono ou de apetite e baixa autoestima normalmente contribuem para o quadro clínico. Os pacientes, com frequência, sofrem com distimia por muitos anos, antes de serem diagnosticados. Pessoas ao redor, muitas vezes, descrevem o paciente como "apenas uma pessoa mal-humorada".

Observam-se os seguintes critérios diagnósticos:

- Humor deprimido na maior parte do dia (dois anos em adultos, um ano em crianças e adolescentes);
- Presença de duas ou mais características:

    » Apetite diminuído ou aumentado;
    » Insônia ou hipersonia;

- » Baixa energia ou fadiga;
- » Baixa autoestima;
- » Fibromialgia;
- » Dificuldade para tomar decisões;
- » Pessimismo permanente;
- » Baixa capacidade de concentração;
- » Sentimento de desesperança.

- Durante o período de dois anos, os sintomas acima nunca são ausentes por mais de dois meses consecutivos.
- Durante o período de dois anos, o paciente pode ter tido um episódio perpétuo de depressão maior.
- O paciente não teve nenhum episódio maníaco, hipomaníaco ou misturado (ou seja, ele não configura um quadro de transtorno bipolar que excluiria o diagnóstico de distimia).
- O paciente por vezes satisfez os critérios para ciclotimia (um tipo de bipolaridade mais leve).
- A depressão não é apenas parte de uma psicose crônica.
- Os sintomas muitas vezes não são causados diretamente por uma doença médica (exemplo: hipotireoidismo) ou por substâncias, o que inclui abuso de drogas ou outros medicamentos.
- Os sintomas causam problemas significativos ou angústia social, familiar, no trabalho, nos estudos ou em outras áreas importantes de funcionamento da vida.

De maneira simples, o diagnóstico de distimia não é feito quando o paciente apresenta outros transtornos psiquiátricos, como transtorno bipolar etc. Além disso, é muito importante que os sintomas sejam persistentes (em geral e iniciados já na adolescência).

O tratamento não envolve medicamentos diferentes dos usados para o tratamento de depressão. Entretanto, pacientes com distimia tendem a necessitar do uso de medicação por prazo indeterminado.

Se você se identifica com sintomas de distimia, é muito importante que seja iniciado o tratamento psiquiátrico correto para que isso não comprometa sua percepção adequada da realidade.

## PRÁTICA 4

Você acha que tem uma visão distorcida da realidade? Alguém já disse que você tende a interpretar as coisas de modo mais negativo do que a realidade?

_____
_____
_____
_____

## PRÁTICA 5

Escreva uma oração para pedir a Deus que gere emoções saudáveis na sua vida para que você o enxergue e perceba a realidade conforme ela de fato é.

_____
_____
_____
_____
_____

# 20

# A fé saudável também determina suas emoções

> Admiro-me de que vocês estejam abandonando tão rapidamente aquele que os chamou pela graça de Cristo, para seguirem outro evangelho que, na realidade, não é o evangelho. O que ocorre é que algumas pessoas os estão perturbando, querendo perverter o evangelho de Cristo. (Gálatas 1:6-7)

Se por um lado emoções saudáveis nos aproximam de uma espiritualidade pautada pela graça e misericórdia, o oposto também é verdadeiro: uma espiritualidade doentia produzirá emoções disfuncionais e não permitirá que vivenciemos a plena vida em Cristo. Emoções saudáveis produzem uma fé saudável; uma fé doentia nos tensiona psiquicamente ao adoecimento físico e mental.

Dos vários mecanismos para ter emoções saudáveis, um dos mais importantes é a consciência de que elas também dependem do ambiente em que vivemos. Nossos sentimentos também são determinados pelos nossos relacionamentos interpessoais, pela cultura, pela liturgia espiritual que professamos e pela maneira como fomos educados ao longo de nossa jornada de fé.

Em psiquiatria, sabemos que apenas um terço da nossa capacidade de experimentar bem-estar, felicidade ou propósito é condicionada por mecanismos genéticos ou estruturas imutáveis, pelo menos de acordo com a medicina, com mudanças de estilo de vida ou ambientais. Ainda assim, dois terços dos mecanismos que nos trazem mudanças emocionais positivas dependem das escolhas que fazemos, o que reforça muito o poder dos ambientes que frequentamos sobre nossa saúde emocional.

Antônio me procurou no consultório para tratar de um quadro depressivo. Como em toda consulta, pesquisei por eventuais gatilhos que pudessem ter desencadeado a piora em suas emoções. Era curiosa a insistência dele no fato de que sua vida emocional tinha piorado após entregar sua vida a Cristo e frequentar a igreja. Para ele, a conversão piorou suas emoções, o que fez que ele me perguntasse: "Se o jugo de Jesus é suave e leve, por que estou cada vez mais doente espiritualmente?" É uma pergunta intrigante, uma vez que muitos cristãos têm percepção de piora na qualidade de vida e nas emoções após começarem a frequentar uma comunidade de fé.

Por sabermos que as palavras de Jesus são verdadeiras, pois seu caminho é perfeito e ele nos prometeu uma vida abundante, devemos questionar se, de fato, vivemos uma fé conforme as tradições humanas e os princípios do mundo ou uma fé pautada pelo caminho do discipulado verdadeiro em Cristo. No verdadeiro discipulado, compreendemos melhor o reino de Deus e imitamos Jesus progressivamente, o que implica termos sofrimentos. Cada vez mais, a ação do Espírito Santo vai transformar nossas emoções, não para sermos nossa melhor versão, mas para que o caráter de Cristo e sua maneira de pensar sejam instaladas em nós. A vida fica mais leve, o que não significa distanciamento da santificação. Pelo contrário, somos santificados com mais intensidade pelo poder do Espírito que opera em nós, não apenas pela força de nossa mente ou por seguir com rigidez um regime de códigos e regras.

> Emoções saudáveis envolvem causas multifatoriais, e nosso maior erro é supor que a explicação esteja em um único mecanismo.

É claro que existem muitas outras variáveis que definem uma vida com saúde mental. Como afirmei, emoções saudáveis envolvem causas multifatoriais, e nosso maior erro é supor que a explicação esteja em um único mecanismo. Aqueles que caminham em uma espiritualidade que não segue os princípios da Palavra de Deus e que são escravizados por ensinos e manipulações humanas, porém, poderão fazer parte do grupo cada vez mais crescente de cristãos cuja fé falha em promover um caminho mais estável emocionalmente.

As comunidades de fé são um ambiente de ensino da espiritualidade; e a igreja tem um papel fundamental em nossa formação emocional e espiritual. Infelizmente, o número de igrejas tóxicas e com liderança abusiva é maior a cada dia e, quando a pessoa descobre a realidade disfuncional a que está submetida, o prejuízo para as emoções é significativo. Por esse motivo é primordial saber identificar um ambiente que não fomenta emoções saudáveis. Quanto mais precocemente ficarmos livres dessas estruturas, mais preservaremos nossas emoções e mais graça poderemos obter, de fato, em uma comunidade de fé saudável.

## PRÁTICA 1

### ORAÇÃO

Senhor Deus, não permitas que eu viva uma fé que adoeça minhas emoções. Que todos os ensinamentos disfuncionais e contrários à tua Palavra que aprendi sejam eliminados de minha vida. Ensine-me a não ser refém de uma comunidade tóxica. Construa em meu coração uma fé saudável.

## PRÁTICA 2

### UM CONCEITO PARA GUARDAR

Saúde mental também começa com uma comunidade de fé saudável.

## PRÁTICA 3

Escreva sua resposta sincera para as perguntas a seguir.

Sua saúde emocional melhorou ou piorou depois de você começar a frequentar uma comunidade de fé?

_____
_____
_____

A espiritualidade vivida em sua comunidade torna as pessoas mais leves, acessíveis e tolerantes? Você percebe que elas são imitadoras de Cristo?

_____
_____
_____
_____
_____
_____

# Parte 3

Comunidades que adoecem

# 21

# O abuso espiritual

> Portanto, como vocês receberam Cristo Jesus, o Senhor, continuem a viver nele, enraizados e edificados nele, firmados na fé, como foram ensinados, transbordando de gratidão. Tenham cuidado para que ninguém os escravize por meio de filosofias inúteis e enganosas, que se fundamentam nas tradições humanas e nos princípios elementares deste mundo, mas não em Cristo. Pois toda a plenitude da divindade habita corporalmente em Cristo, e vocês estão plenos nele, que é a cabeça de todo poder e autoridade. (Colossenses 2:6-10)

Nos capítulos anteriores, abordei as emoções saudáveis e a individualidade. Nos seguintes, falarei de como nossa fé pode ou não ser saudável dependendo da comunidade à qual pertencemos. Há vários motivos para as pessoas abandonarem igrejas. No consultório, os casos variam da verdadeira apostasia a questões periféricas, como não ter sido cumprimentado pelo pastor no shopping center. Infelizmente, muitos cristãos, por melindres bobos e por emoções doentes, como afirmei anteriormente, deixam de congregar. É triste constatar, porém, que a maior causa de abandono das comunidades de fé cristã nos dias atuais é o abuso espiritual.

A expressão "abuso espiritual" será aqui utilizada para indicar o processo em que uma liderança usa o nome de Deus em benefício próprio e se aproveita de sua posição ministerial/espiritual para ferir, abusar, controlar ou ter ganhos secundários de outras pessoas. Não é meu propósito esgotar o assunto neste livro, mas, sim, mostrar como essa situação interfere diretamente na vida emocional de muitos cristãos, de modo que se torna importante abordarmos, ainda que de maneira sintética, o assunto. Uma comunidade abusiva é uma fábrica de transtornos mentais.

Por trás de conceitos como "paternidade espiritual", "cobertura espiritual", "mentoria espiritual" e até de falsos dons espirituais, que serão abordados no momento adequado —, várias comunidades se tornam semelhantes a seitas e desenvolvem controle e abuso sobre a vida emocional e espiritual de muitos membros. Líderes de estilos diversos, seja por doença, seja por má intenção ou por atitude criminosa, aos poucos roubam a liberdade, a saúde mental e a verdadeira fé de seus liderados para torná-los codependentes de uma espiritualidade manipuladora, narcisista e autocentrada.

Em um mundo líquido, por falta de referências sólidas, no qual as pessoas seguem em busca de exemplos para se inspirarem e muitas vezes são oriundas de uma família com paternidade disfuncional, as comunidades eclesiásticas se tornam ambientes perfeitos para que os abusadores encontrem vítimas. Não é à toa que muitos deles apreciam serem chamados de "pais espirituais".

Este caráter quase "messiânico" de alguns líderes é evidenciado por colocarem ênfase demasiada em serem pessoas com habilidades especiais ou com métodos eventualmente dados por Deus de maneira única, exclusiva ou adquirida com grande esforço. O líder faz autopromoção como se fosse capaz de desvendar códigos, métodos ou conhecimentos divinos exclusivamente entregues a eles, o que reforça a ideia de esse líder não ser um cristão comum, mas de ter acessos diferenciados a conhecimentos ou ao mundo espiritual que outros não poderiam ter ou poderiam somente conquistar mediante algum tipo de pagamento ou intermediação daquele que se diz "ungido".

A tarefa inicial desses líderes é fazer que toda a comunidade acolha cegamente a metodologia imposta e as exigências predeterminadas. Quem, de alguma maneira, questionar algo será rotulado de rebeldia, de estar contra a visão e, aos poucos, será direta ou indiretamente convidado a sair. O membro questionador é, então, visto como rebelde e passa a sofrer danos psicológicos em maior ou menor grau por ser crítico de alguma maneira em relação à metodologia da liderança ou à liturgia empregada.

Não estou afirmando a inexistência de pessoas com missões específicas dadas por Deus nem que uma comunidade de fé saudável não deva ter um parâmetro claro e estabelecido das verdades em que acredita. Ao longo da história da igreja, vários movimentos cristãos fizeram confissões de fé, manuais de boas práticas cristãs e recomendações saudáveis sobre como os membros de sua comunidade deveriam compreender uma fé espiritual e emocionalmente sólida. Logo, é comum haver diferentes visões sobre os mesmos assuntos entre denominações. Líderes abusadores não aceitam questionamentos ou debates construtivos sobre o que é imposto, ainda que sejam eventuais. A metodologia é seguida à risca em detrimento das pessoas, mesmo que signifique perder liberdade e criatividade nas comunidades, uma vez que não há espaço para o amplo debate.

Inicialmente, a vítima do abuso não percebe que está adoecendo, tampouco é crítica em relação ao ensino que está recebendo. Isso ocorre por vários motivos. O principal deles é a falta de conhecimento teológico sólido e saudável, o que impede o correto entendimento para compreender se um ensino é enviesado ou distorcido. Não é à toa que, em comunidades adoecedoras, não há estímulo do ensino teológico e os membros são até mesmo proibidos de participar de eventos de outras denominações.

Somamos a isso o fato de que muitos não sabem que vivem um processo abusivo. A verdade bíblica é distorcida por visões e doutrinas que aparentemente estimulam serviço ou dedicação a Deus exaustiva. Como o cristianismo brasileiro é muito fundamentado na ideia de que só é possível servir ao Senhor dentro do ambiente eclesiástico, lideranças abusivas tendem a prender os membros o máximo possível em rotinas e atividades internas para que não tenham tempo livre para refletir, tampouco pensar sobre a própria fé. O ativismo religioso impera, e as atividades seculares e familiares são repelidas ou vistas como impeditivas para servir a Deus.

Além disso, algumas pessoas podem ter características psicológicas que favoreçam que elas se tornem vítimas de abusos espirituais, como paternidade disfuncional, que leva a uma rápida identificação com líderes paternalistas, baixa autoestima, transtornos de ansiedade, que podem levar a maior medo de perder a salvação, personalidade codependente e abusos.

Por fim, os membros que progressivamente descobrem a verdade se calam ou simplesmente deixam o restante da comunidade com medo de represálias, calúnias e medo de retaliações comerciais ou espirituais. Sair de uma igreja abusiva é, muitas vezes, mais difícil do que abdicar de um emprego abusivo, é como um divórcio traumático.

## PRÁTICA 1

### ORAÇÃO

Senhor Deus, não permita que eu viva uma fé que adoeça minhas emoções. Que tudo aquilo que aprendi e é disfuncional e/ou contrário à tua Palavra seja eliminado da minha vida. Ensina-me a não ser refém de uma comunidade tóxica. Construa em meu coração uma fé saudável. Fortaleça minha fé. Não permita que eu seja vítima de uma igreja abusiva que adoeça minhas emoções. Se eu estiver passando por esse processo, abra os meus olhos para viver uma fé que realmente transforme minhas emoções.

## PRÁTICA 2

### UM CONCEITO PARA GUARDAR

Você pode não perceber um abuso. Ao identificá-lo, porém, saia dele.

## PRÁTICA 3

Considere as dez características adoecedoras listadas a seguir e marque com quais você considera já ter tido contato em sua caminhada cristã.

| | | |
|---|---|---|
| 1 | Ser proibido de ouvir pregadores de outra igreja/denominação. Receber a recomendação de não visitar outras igrejas. | |
| 2 | Ser visto como rebelde após questionar honestamente algo relacionado às questões administrativas de sua igreja ou à liturgia. Qualquer questionamento teológico ou doutrinário honesto ou educado é visto como rebeldia. | |
| 3 | Ser estimulado a honrar a liderança com presentes caros ou ofertas dirigidas ao líder, não à comunidade. | |
| 4 | Ser obrigado a participar de eventos, congressos ou retiros, como pré-requisito para assumir cargos na instituição. | |
| 5 | Escutar que, se você sair da congregação, vai perder a cobertura espiritual ou deixará de prosperar. | |
| 6 | Pertencer a uma comunidade que presta contas de receitas ou despesas. Caso queira ter acesso a relatórios financeiros, é rotulado de desconfiado da idoneidade da liderança. | |
| 7 | Ter liderança com caráter messiânico, que sempre vende a ideia de ser ungida, especial ou revolucionária. | |
| 8 | Existir espaços VIP ou lugares reservados para pessoas ricas ou para celebridades. | |
| 9 | Ser obrigado a participar de algum tipo de mentoria e a prestar contas para pessoas específicas da comunidade a fim de ser aceito em cargos eclesiásticos mais relevantes na instituição. | |

| 10 | Ter cultos focados em pregações sobre prosperidade, bem-estar e felicidade. Não há pregações sobre pecado, santidade ou sobre a volta de Cristo. |

Essas características não necessariamente indicam que você esteja passando por um abuso espiritual. Infelizmente, muitos líderes, por vezes estimulados por uma cosmovisão cristã adoecida, se perdem ao longo do caminho e cometem abusos sem perceber. Caso essas características estejam presentes em sua comunidade, é importante que você reflita sobre a possibilidade de estar passando por algum tipo de abuso espiritual.

Comunidades que apresentam as características acima têm grande possibilidade de serem seitas ou abusivas.

## PRÁTICA 4

Faça uma oração a Deus para que ele abra seus olhos e direcione você a uma comunidade de fé saudável.

_____
_____
_____
_____
_____

# 22

# A obediência que adoece

Tomem sobre vocês o meu jugo e aprendam de mim, pois sou manso e humilde de coração, e vocês encontrarão descanso para a sua alma. Pois o meu jugo é suave, e o meu fardo é leve. (Mateus 11:29,30)

Você já ouviu expressões como: "Não toque no ungido do Senhor", "Você não pode deixar de se submeter à autoridade" ou "Nunca julgue um líder ou vai trazer maldição sobre sua vida"? Estas frases são muito comuns em comunidades abusivas.

Em geral, neste tipo de organização, o líder abusivo faz uso de uma excessiva valorização de sua autoridade e, dessa forma, se julga no direito de controlar a vida de seus discípulos/seguidores. Qualquer questionamento é visto como insubmissão, e os membros devem prestar verdadeira reverência, lealdade e total sujeição à liderança, mesmo que ela seja muitas vezes discordante com os princípios da Palavra de Deus.

Não estou afirmando que não é necessário haver liderança em comunidades cristãs, mas que, nas comunidades doentias, a liderança extrapola o que é recomendado na Bíblia, pois gera dependência e manipulação de tal modo que os membros são privados da construção de sua verdadeira identidade em Cristo. Além disso, é importante frisar que vivemos uma época marcada por desrespeito à liderança cristã e que muitos de fato não valorizam a bênção de ter uma liderança cristã saudável. Todo desrespeito deve ser repelido, não somente o dos líderes.

Uma liderança abusiva se torna reprodutora de princípios cristãos distorcidos que visam ao aumento do poder, do retorno financeiro e da influência tóxica sobre seus membros. Líderes com essa estratégia não se submetem a presbitérios tampouco a convenções denominacionais, uma vez que não costumam prestar contas a ninguém. Há uma grande diversidade de igrejas cristãs saudáveis e independentes, mas, quanto maior a tentativa de centralização de poder, maior o risco de abusos emocionais e espirituais.

É necessário deixar mais claro e evidente outra característica de comunidades adoecedoras: a pressão psicológica. Qualquer questionamento de algum liderado é visto como uma porta aberta que trará maldição, empobrecimento ou até mesmo a perda da salvação. Assim, toda indagação ou tentativa de reflexão ponderada sobre a realidade da comunidade por parte de algum membro é vista como mecanismo para que o diabo ou algum prejuízo chegue imediatamente à porta daquele que inocentemente esteja fazendo questionamentos coerentes.

Casos as regras impostas pela comunidade não sejam seguidas, ensinam que o diabo terá caminho livre para a atuação, o que faz muitos sofrerem de angústia, medo, ansiedade e até depressão por sentirem que nunca alcançarão o melhor trabalho para Deus visando proteção. Há ênfase excessiva no diabo, nas orações de batalha espiritual – nas quais o cristão é levado a acreditar que sempre está em guerra no mundo espiritual – e no poder das trevas em detrimento do poder magnífico e supremo do Senhor. Colocar os membros em constante guerra espiritual, como devedores em relação a Deus, é um mecanismo para submeter cada vez mais o público a procedimentos e liturgias sem nenhum respaldo nas Escrituras. Com medo e terror psicológico, o membro é mantido sob controle emocional, espiritual e até financeiro.

> Toda oração feita para que alguém sofra dano não provém de Deus.

Roger me procurou anos atrás com uma ansiedade significativa. Na consulta, ele me disse algo como: "Deus não vai me abençoar porque questionei algo a respeito do apóstolo, e ele disse que eu tinha atraído maldição sobre minha vida". A indagação de Roger era a respeito de como as finanças da igreja eram geridas, mas ele sofreu uma dura repreensão por querer ter ciência de algo que deveria ser acessível em todas as comunidades. Ao tentar se desvincular da igreja, o "apóstolo" disse que ela estava em maldição, perderia cobertura espiritual e pagaria alto preço. Expliquei-lhe que toda oração feita para que alguém sofra dano não provém de Deus. É o diabo que profere tais sentenças por meio de líderes abusadores.

Assim como Roger, vários cristãos estão adoecidos em comunidades que se estruturam sobre o medo e o terror psicológico, misturados a versículos bíblicos fora de contexto e a lideranças narcisistas e doentes. Jesus, mesmo tendo à sua disposição um exército de anjos e sendo dono de toda a autoridade sobre o Universo, seguiu um modelo de liderança pautado na humildade e na mansidão. Manso e humilde, foi servo e "esvaziou a si mesmo" (Filipenses 2:7) para socorrer aqueles que, de coração sincero, buscavam por sua ajuda.

Se alguma liderança não espelhar a forma de Jesus liderar, trilha o caminho do abuso.

## PRÁTICA 1
### ORAÇÃO

Senhor Deus, tire do meu caminho todos aqueles que usam de falsa autoridade para ganhos secundários e qualquer ganho que não seja a propagação do verdadeiro evangelho. Coloque em meu caminho uma liderança saudável. Abra os meus olhos para ver o evangelho verdadeiro descrito na tua Palavra.

## PRÁTICA 2
### UM CONCEITO PARA GUARDAR

Líderes saudáveis são mansos e humildes de coração.

## PRÁTICA 3

Medite nos seguintes versículos:

Tomem sobre vocês o meu jugo e aprendam de mim, pois sou manso e humilde de coração, e vocês encontrarão descanso para a sua alma. Pois o meu jugo é suave, e o meu fardo é leve. (Mateus 11:29,30)

Seja o modo de pensar de vocês o mesmo de Cristo Jesus, que, apesar de ser Deus, não considerou que a sua igualdade com Deus era algo que devia ser usado como vantagem; antes, esvaziou-se a si mesmo, assumindo a forma de servo, tornando-se semelhante aos homens. Sendo encontrado em figura humana, humilhou-se e foi obediente até a morte, e morte de cruz! (Filipenses 2:5-8)

Já não os chamo servos, porque o servo não sabe o que faz o senhor. Em vez disso, eu os tenho chamado amigos, porque tudo o que ouvi de meu Pai eu tornei conhecido a vocês. (João 15:15)

Considerando o que a Bíblia diz sobre o ministério de Jesus, quais características você considera importantes para uma liderança saudável nos dias de hoje?

_____
_____
_____
_____
_____
_____

# 23

# Lideranças narcisistas

> O coração é mais enganoso que qualquer outra coisa, e a sua doença é incurável. Quem é capaz de compreendê-lo? (Jeremias 17:9)

Precisamos ter muito cuidado quando falamos de narcisismo. Em primeiro lugar, é importante frisar que todos nós temos tendências narcisistas. É um efeito da queda que contamina nossa personalidade como uma erva daninha invisível que atinge todos os cristãos. É preciso orar constantemente para que Deus sonde nosso coração porque ele é "enganoso e desesperadamente corrupto".

Não foi à toa que Davi fez uma oração linda: "Sei que também tens prazer na fidelidade em segredo; e no mais íntimo me ensinas a sabedoria" (Salmos 51:6); ele sabia, sobretudo após ter caído no adultério, que nós não temos acesso total e perfeito ao que se passa em nosso coração. Somente Deus pode de fato mostrar quem realmente somos. Quando falamos em narcisismo, temos de ter cuidado adicional em não subestimar a natureza pecaminosa que ainda está ativa em nosso coração. Novamente as Escrituras nos ensinam muito: "Por isso, pela graça que me foi dada digo a todos vocês: não pensem de vocês mesmo além do que devem pensar; mas pensem moderadamente, segundo a medida de fé que Deus deu a cada um" (Romanos 12:3).

Além disso, vivemos em uma época de banalização dos transtornos mentais, uma vez que muitas pessoas, por meio de vídeos e textos aleatórios nas redes sociais, rotulam terceiros de terem transtornos mentais sem nenhum critério ou para ganhos secundários. Rotular o outro de doente é uma estratégia usada para que o próprio falante não se engaje em mudanças necessárias em diversos relacionamentos, o que impede uma adequada abordagem desses quadros de maneira prudente e crítica.

Quando falamos de transtornos de personalidade, sobretudo o narcisista, a verdade que acabo de apresentar tem sido cada vez mais visível, pois há tendência crescente de atribuir a outrem o diagnóstico de Transtorno de Personalidade Narcisista (TPN) sem, de fato, ter acontecido um diagnóstico adequado. Resguardadas as considerações anteriores, é fato que há grande prevalência de lideranças com TPN em comunidades cristãs. Obviamente, há membros que também recebem o diagnóstico, mas os danos de uma liderança doente reverberam em um elevado número de pessoas.

Em linhas gerais, pessoas com TPN apresentam as seguintes características: não têm muita empatia, não conseguem ou não tentam reconhecer as necessidades e os sentimentos alheios, sentem-se grandiosos, exageram suas conquistas, buscam reconhecimentos mesmo sem merecer, diminuem o outro constantemente, acham serem especiais e só se relacionam com pessoas que julgam ser "especiais como eles". Além disso, exigem privilégios e tratamentos especiais ou diferenciados, são invejosos e acreditam que todos sentem inveja deles, não têm limites e sonham com possibilidades ilimitadas de poder, sucesso e conquistas. Por fim, querem aplausos e buscam admiração excessiva, exploram os outros e querem dedicação sem reciprocidade, mantêm apenas relacionamentos que podem aumentar sua autoestima. Narcisistas são arrogantes e tendem a monopolizar os discursos, são vaidosos e pretensiosos.

> Nós não temos acesso total e perfeito ao que se passa em nosso coração.

Estar sob uma liderança narcisista é extremamente adoecedor. Inicialmente, podem parecer ser pessoas carismáticas e contagiantes, mas estar sob o jugo deles fatalmente leva ao adoecimento e, no longo prazo, à codependência. A igreja é um ótimo lugar para que líderes narcisistas se escondam por vários anos e deixem um lastro de dor e adoecimento emocional por várias décadas. Há grandes ministérios criados em cima de estruturas narcisistas em que uma roupagem evangélica, o "fazer-se de sem ser", pode tornar o quadro de difícil identificação, sobretudo para um cristão neófito, imaturo ou com predisposições emocionais a viver relacionamentos abusivos.

Esse tipo de liderança usa medo e terror psicológico como ferramentas de controle. Como afirmei anteriormente, líderes assim afirmam que, se você sair da comunidade, perderá a bênção ou estará em rebeldia. São mestres em manipular pessoas com falsas profecias e revelações, muitas vezes suas falas são repletas de autoritarismo e grosseria.

Gostam de vender a ideia de serem supercrentes com poderes especiais. Além disso, suas palavras e ações são incoerentes, pois preferem pregar sobre experiências místicas em detrimento da Palavra de Deus. Líderes narcisistas têm ministérios com excessiva ênfase em atividades que consideram únicas e exclusivas para serem vistos pelas comunidades como pessoas diferentes das demais, os escolhidos por Deus.

Não há o espírito de humildade nem atitude que aponte unicamente para a glória de Cristo em todos os seus feitos. Eles têm dissociação da vida pública na igreja e da vida privada; são extremamente carismáticos no ambiente religioso, mas cruéis e insensíveis na sua vida privada, seja com familiares, seja com funcionários ou com pessoas mais próximas. Adicionalmente, manipulam para depositar pesada carga e culpa sobre quem é próximo, sabem usar as palavras para convencer as pessoas a cumprir suas ordens, mesmo as mais esdrúxulas ou claramente sem sentido perante as Escrituras. Narcisistas não aceitam críticas, mas têm grande apreço pela estética e posse de bens; também gostam muito de títulos honrosos e buscam ser nomeados como apóstolos, pais espirituais etc.

A junção do transtorno de personalidade narcisista com ministério pastoral é muito explosiva. Se, por acaso, alguém ousar confrontar um líder narcisista, vai ser acusado de se colocar contra a autoridade. Qualquer tentativa de sair de suas comunidades será um grande tormento pessoal, o que pode fazer o membro receber palavras de acusação e maldição. Ao usar conceitos como "cobertura espiritual", líderes com TPN farão de tudo para controlar e manipular as pessoas. São muito apegados a dinheiro, fama e poder, ainda que camuflem como conceito cristão, suas mensagens misturam elementos de psicologia, autoajuda e estratégias comportamentais sem nenhum rigor teológico.

Líderes narcisistas são inconstantes e os primeiros a aderir a eventuais novidades teológicas em cada tempo. São verdadeiros mutantes espirituais e sabem antever tendências de mercado antes da maioria das pessoas.

Para quem está em uma igreja administrada por um líder narcisista, o caminho é sair dela. Infelizmente, a maioria dos líderes narcisistas não vai aceitar as intervenções necessárias — psicoterapia etc. —; permanecer em ambientes narcisistas é conviver com constante abuso.

## PRÁTICA 1

### ORAÇÃO

Senhor, sonda meu coração e conhece meus sentimentos. Trate todo traço de narcisismo existente em meu coração. Que eu possa me conhecer como tu me conheces e que eu possa buscar ajuda para tratar os pontos cegos da minha alma. Dê-me forças também para sair do jugo de uma liderança narcisista. Tire da minha vida qualquer pessoa que promova o medo ou tente manipular minhas emoções. Amém.

## PRÁTICA 2

### UM CONCEITO PARA GUARDAR

Deus não chamou você para ser refém do medo ou da manipulação.

## PRÁTICA 3

De acordo com o DSM-5, indivíduos com TPN apresentam a maioria ou todos os seguintes sintomas, normalmente sem qualidades nem realizações compatíveis:

- Grandiosidade, com expetativa de receber tratamento superior ao dos outros;
- Fixação por fantasias de poder, sucesso, inteligência, atratividade etc.;
- Autopercepção de ser único, superior e associado a pessoas e instituições de alto *status*;
- Necessidade constante de admiração pelos outros;
- Senso de direito a tratamento especial e a obediência por parte de outros;
- Exploração de outros para obter ganho pessoal;
- Falta de interesse em simpatizar com os sentimentos, desejos ou necessidades dos outros;

- Intensamente invejoso e crente de que outros também têm inveja deles;
- Atitude pomposa e arrogante.

Normalmente, o quadro começa a apresentar sintomas no fim da adolescência e no início da idade adulta, não é comum crianças terem sintomas que fechem o diagnóstico de TPN. Além disso, é importante destacar que narcisistas mantêm as características em diferentes ambientes, ou seja, não se restringem a determinada pessoa, lugar ou fase restrita da vida.

Narcisistas podem ser dramáticos, arrogantes e emotivos, além de demonstrarem muita falta de empatia com o sofrimento dos outros. Podem até parecer se importar com a vida espiritual de outras pessoas, mas no fundo buscam reconhecimento e admiração. Os narcisistas tendem a se sentir superiores e a exagerar nitidamente suas habilidades e realizações. Em alguns momentos, é muito difícil delimitar o que é real ou o que é fruto da imaginação em uma mente narcisista.

Há outro tipo de TPN, menos comum, que nomeamos de narcisistas vulneráveis. Podem ser retraídos, inseguros e ter baixa autoestima, sendo mais tímidos e defensivos. Podem demonstrar falsa fragilidade para tornar outros codependentes emocionais e mais reconhecidos socialmente. Em ambientes cristãos, podem inventar histórias de superação ou testemunhos sem nexo para manipular emocionalmente muitas pessoas. O dano no longo prazo é tão grande quanto o tipo clássico de TPN.

## PRÁTICA 4
## ORAÇÃO

Faça uma oração para que Deus abra seus olhos para você não se submeter a uma liderança verdadeiramente narcisista.

# 24

# A produtividade doentia

> Tudo o que fizerem, façam de todo o coração, como para o Senhor, não para os homens. (Colossenses 3:23)

Alguns momentos da caminhada cristã exigirão renúncias importantes e podem nos conduzir a privação, escassez e sacrifício em nossa vida pessoal e familiar. Por mais que possa acontecer em momentos específicos, uma espiritualidade que rouba nosso tempo em família nos priva de ter uma vida secular produtiva e, acima de tudo, rouba nossa integridade como pessoa — cuidados de corpo, alma e espírito — e tem grandes chances de estar sendo construída sobre uma base de ativismo religioso.

Como eu disse anteriormente, vivemos a era da produtividade a todo custo e somos constantemente estimulados a ser hiperativos e multitarefas. É enganoso imaginar que a vida comunitária está imune ao ativismo. Muitos cristãos adoecem porque suas comunidades se tornam um verdadeiro terceiro turno de trabalho.

Há um universo enorme de comunidades que impõem a necessidade de um ativismo religioso intenso como uma prova da fé que professam, o que faz que os membros estejam envolvidos com os serviços ministeriais todos os dias, de maneira direta ou indireta, para que fiquem sem tempo livre para família, lazer, prática de exercícios físicos, para momentos de solitude e para devocionais individuais. Existem muitos lugares nos quais o ativismo de fé domina e que acabam confundidos com a verdadeira espiritualidade. O ativismo religioso, então, se torna fazer por fazer para Deus, sem importar como está a vida espiritual do indivíduo ou seu relacionamento familiar e interpessoal.

O ativismo pode, inclusive, promover a negligência dos cuidados com a saúde. Fazer para Deus também se torna álibi para manter relacionamentos familiares adoecidos e para a manutenção de casamentos destruídos. Aos poucos, a agenda vai sendo preenchida por atividades internas da comunidade que nos privam de uma vida equilibrada, sacrificam famílias e até causam divórcios. Sempre que uma agenda religiosa ocupa todos os nossos dias, o sinal de alerta deve ficar aceso. Se os compromissos para estar em uma comunidade se tornam obrigação e condição para a bênção, é um indicativo de que algo pode estar errado.

Muitos cristãos piedosos também são usados como mão de obra de maneira abusiva nas comunidades de fé, são manipulados para participarem de projetos pessoais da liderança, que os usa com o pretexto de servir a Deus. É comum jovens serem desestimulados a estudar e a investir na carreira com falso argumento de que não podem abandonar os cargos ou ministérios em suas comunidades. Vários talentos são desperdiçados, e muitos deixam de experimentar a vida integral como Deus deseja.

Certa vez, atendi um jovem chamado Breno que dizia ter grande aversão à igreja. Segundo ele, seu pai era pastor e passava todos os dias envolvido com as atividades ministeriais, sem nenhuma disponibilidade de tempo para o convívio com a família ou os filhos. Ele cresceu vendo um pai ativo ministerialmente, mas omisso dentro de casa. Além disso, o pai era abusivo com a esposa, grosseiro e insensível às demandas do casamento. Na comunidade, porém, o homem demonstrava ter uma espiritualidade ativa e mascarava os inúmeros problemas familiares vividos. Toda tentativa proposta pelos filhos era justificada e repelida pelo discurso de que havia atividades na igreja e essas eram prioritárias.

> Muitos cristãos adoecem porque suas comunidades se tornam um verdadeiro terceiro turno de trabalho.

Muitas vezes, motivados por poder político ou econômico, por autopromoção e pela busca por relevância/aceitação, nós nos perdemos emocionalmente no ativismo religioso, que se torna a maquiagem perfeita para esconder diversos traumas e disfunções familiares não tratadas. A religião, por sua vez, se torna o espaço preferido para que pessoas adoecidas se escondam. Outros preferem se esconder na religiosidade para fugir da verdade de uma vida pesada, triste e repleta de problemas pessoais. Já atendi jovens refugiados em campos missionários ou escolas de formação de liderança para se isolarem do que viviam no lar, por não terem apreço ao trabalho e até mesmo para não precisarem lidar com questões relacionadas à sexualidade.

Esse processo nem sempre é proposital ou claramente intencional. Somos todos reféns de uma espiritualidade que constantemente tenta nos cativar com a ideia de que Deus se importa mais com nossa produtividade do que com quem, de fato, somos. Persistimos com a falsa ideia de que fazer para Deus é mais importante do que ser para Deus. Progressivamente perdemos nossa identidade, ficamos doentes e trazemos danos diretos e indiretos para nossa vida familiar e profissional.

A caminhada com o Senhor não pode produzir em nós um caráter mecanicista que nos adoece emocionalmente. Se isso acontecer, será preciso desacelerar e refletir sobre o fato de que foi o Pai quem nos chamou para fazer.

## PRÁTICA 1

### ORAÇÃO

Senhor Deus, livra-me de todo ativismo religioso que esteja roubando minha saúde ou adoecendo meus relacionamentos. Construa em mim uma fé equilibrada que tenha prazer em te servir sem que ela roube teu verdadeiro projeto para mim. Ensina-me a ter sabedoria e equilíbrio. Não permita que eu seja refém de uma espiritualidade que prejudique minha vida profissional e familiar. Amém.

## PRÁTICA 2

### UM CONCEITO PARA GUARDAR

Se sua tarefa para Deus está adoecendo você, é hora de revê-la.

## PRÁTICA 3

Medite nos textos bíblicos a seguir:

Por isso, o faraó lhes perguntou: "Será que vamos achar alguém como este homem, em quem está o Espírito de Deus?" Então, o faraó disse a José: "Uma vez que Deus lhe revelou todas essas coisas, não há ninguém tão criterioso e sábio como você. Você será encarregado da minha casa, e todo o meu povo acatará as suas ordens. Somente em relação ao trono serei maior que você." O faraó prosseguiu: "Entrego a você agora o comando de toda a terra do Egito." (Gênesis 41:38-41)

Então o rei ordenou a Aspenaz, o chefe dos seus oficiais, que trouxesse alguns dos israelitas da família real e da nobreza: jovens sem defeito físico, de boa aparência, cultos, inteligentes, que dominassem os vários campos do conhecimento e fossem capacitados para servir no palácio do rei. Ele deveria ensinar-lhes a língua e a literatura dos babilônios. (Daniel 1:3,4)

Ah! Senhor, suplico que os teus ouvidos estejam atentos à oração deste teu servo e à oração dos teus servos que têm prazer em temer o teu nome. Faz que hoje este teu servo seja bem-sucedido, concedendo-lhe a benevolência deste homem. Nessa época, eu era o copeiro do rei. (Neemias 1:11)

Vemos na Bíblia que o Criador nem sempre desprezou formações seculares tampouco exerceu seus planos na história apenas por meio de profetas e sacerdotes.

José foi usado por Deus como administrador de todo o Egito e, em nenhum momento, teve cargo sacerdotal. Sua função como executivo foi instrumento da providência divina para que todo seu povo pudesse ser salvo da fome que se instalaria na terra. Da mesma forma, aconteceu com Daniel, que foi divinamente preparado para trabalhar como executivo do então rei Nabucodonosor. Israel vivia sob a opressão e o domínio babilônico, mas o Senhor preparou Daniel para ter acesso ao rei e exercer um papel fundamental em toda a história de Israel. Outro exemplo é Neemias, que era um simples copeiro, mas foi divinamente usado para reconstruir o templo em meio a um novo governo estrangeiro que dominava sobre Israel.

Nenhum desses homens tinha formação ministerial ou sacerdotal, mas todos foram usados por Deus como instrumentos de sua glória. Estudar, capacitar-se, ter vida secular etc., todas essas atividades podem ser um preparo para que, no futuro, o Senhor execute projetos maiores. Muitas vezes, atendo cristãos que duvidam de o Pai desejar que estudem, façam pós-graduação ou se capacitem, mas, em geral, eles são meios para alcançarmos lugares ou pessoas que nunca imaginaríamos. Tenho diversas oportunidades hoje porque sou psiquiatra, e minha formação profissional me permite conectar fé e saúde mental de maneira que eu nunca faria sem a formação técnica.

Você tem vivido um ativismo religioso? O quanto da sua vida ministerial tem roubado seu tempo com a família ou lazer, esportes etc.?

_____
_____
_____

# 25

# Metodologias que adoecem

A minha mensagem e a minha pregação não consistiram em palavras persuasivas de sabedoria, mas em demonstração do poder do Espírito, para que a fé que vocês têm não se fundamentasse na sabedoria humana, mas no poder de Deus. (1Coríntios 2:4)

Sara chegou ao consultório afirmando ter sido transformada por um evento, uma imersão religiosa, da qual tinha participado no final de semana anterior. Ela estava extremamente confiante e decidida a quebrar as crenças limitantes que, segundo ela, aprisionavam sua vida por anos. Algumas semanas depois da experiência transformadora, retornou deprimida porque mais uma vez tinha fracassado em mudar de vida. Com mais detalhes, procurei saber melhor sobre a metodologia do evento e pude constatar que era uma roupagem nova do que eu conhecera no início dos anos 2000 como "Encontro com Deus".

Naquela época, proliferavam imersões religiosas marcados pelo sigilo — os participantes não podiam compartilhar o que, de fato, acontecia no local — e também por frases de efeito do tipo: "É tremendo", "Transformador" e "Épico". A situação era tão complexa que o fato de não participar implicava em ser malvisto pela liderança ou até mesmo em restrição para participar de atividades ministeriais.

É importante frisar que — em uma época em que nosso tempo é escasso e que muitos, por ter a vida acelerada, não conseguem impor momentos de reflexão e meditação — encontros de imersão, como congressos, conferências, retiros etc., são muito importantes para corrigir rotas, ter comunhão e aprender disciplinas espirituais com cristãos mais maduros. É inegável que, em uma época em que o ordinário perdeu tanto seu impacto, eventos considerados extraordinários podem realmente suprir lacunas existentes no discipulado diário. Não podemos, porém, nos furtar de destacar o aspecto adoecedor de muitas experiências como essas.

Em primeiro lugar, nesses encontros, temos excessivo impacto emocional sem que sejamos submetidos a cuidados posteriores. Emoções são, muitas vezes, manipuladas por pessoas inexperientes e despreocupadas com os efeitos negativos que posteriormente surgirão. O Espírito Santo tem poder que transcende qualquer metodologia humana para transformar emoções, mas o processo divino comum é que a renovação de nossa mente seja feita por disciplinas espirituais de longo prazo. Já perdi a conta do número de pessoas surtadas ou em crise após serem submetidas a ministrações que apenas aumentam a culpa e o sofrimento, além de resgatarem traumas que a mente, sabiamente, já tinha decidido arquivar.

Em segundo lugar, muitas técnicas de manipulação emocional são utilizadas, tanto sem má-fé como intencionalmente, com o intuito de levantar reflexões forçadas ou resgatar o passado com o pretexto de gerar cura. É comum o uso de técnicas de psicodrama, programação neurolinguística e também hipnose em sincretismo com versículos bíblicos sem nenhuma fundamentação teórica nem coerência com a boa hermenêutica. Não que haja problema com o uso dessas técnicas, uma vez que, quando utilizadas para o propósito certo e em processo de psicoterapia, podem ser eficazes. Entretanto, usá-las nos encontros citados demonstrou ser uma verdadeira falência na convicção de que o texto bíblico é vivo e fala por si mesmo, assim como a real atividade do Espírito não pode ser manipulada ou emulada.

> Alguns congressos ou retiros são pausas que podem ser ferramentas importantes para o início de longas jornadas de transformação.

Em terceiro lugar, criam-se falsas expectativas, por meio do sigilo e do método, que não serão alcançadas na produção em massa. Por meio da indução psicológica em grupo, das provas sociais – ou seja, já que outros fazem isso, eu deveria fazer também – e dos testemunhos prévios, participantes são induzidos, ainda que subjetivamente, a compartilhar e a acreditar em transformações rápidas que, de fato, não durarão mais do que uma única semana. A sequência do encontro é marcada por frustração, depressão, ansiedade e decepção interna. Muitas pessoas passam a desacreditar que a verdadeira espiritualidade, aquela desenvolvida por disciplinas espirituais de longo prazo, é o caminho de Deus para transformar vidas. Semanas depois, voltam à sua vida comum e, às vezes, são tomados por frustrações ainda maiores.

Como eu disse anteriormente, alguns congressos ou retiros são pausas que podem ser ferramentas importantes para o início de longas jornadas de transformação. É fundamental, porém, que nos desprendamos da ideia de que mudanças reais em nossa vida emocional podem ser catalisadas por meio de técnicas que prometem muito resultado em pouco tempo. Deus molda vidas sem pressa, e a ação do Espírito não pode ser produzida por meios artificiais.

## PRÁTICA 1
### ORAÇÃO

Senhor, faça do meu tempo de discipulado um momento de encontro contigo todos os dias. Não permitas que eu seja seduzido por promessas de transformação rápidas, mágicas ou extraordinárias. Ensina-me a paciência e a perseverança para caminhar ao teu lado dia após dia. Ajuda-me a ver a beleza da vida ordinária, simples e comum.

## PRÁTICA 2
### UM CONCEITO PARA GUARDAR

O Espírito Santo não pode ser manipulado.

## PRÁTICA 3

Como afirmei anteriormente, não há problema na realização de congressos, encontros ou eventos. Contudo, se prometerem transformação ou cura rápida, podemos estar na trilha do adoecimento emocional. Muitos já participaram de encontros, retiros etc. e ficaram frustrados por não experimentarem a transformação prometida pela liderança. Você já passou por uma experiência como essa? Anote sobre sua percepção.

_____
_____
_____

## PRÁTICA 4

Escreva uma oração para que Deus impulsione você para o caminho das disciplinas espirituais simples e comuns.

_____
_____
_____

# 26

# Segregação que adoece

> porque ainda são carnais. Pois, visto que há inveja e desavenças entre vocês, não é certo que são carnais e estão agindo meramente com critérios mundanos? Quando alguém diz: "Eu sou de Paulo" e outro diz: "Eu sou de Apolo", não é porque estão agindo meramente com critérios mundanos? Afinal de contas, quem é Apolo? Quem é Paulo? Apenas servos por meio dos quais vocês vieram a crer, conforme o ministério que o Senhor deu a cada um. Eu plantei, Apolo regou, mas Deus é quem dá o crescimento; de modo que nem o que planta nem o que rega são alguma coisa, mas somente Deus, que dá o crescimento. (1Coríntios 3:3-7)

Comunidades abusivas costumam se declarar superiores em relação a outros grupos religiosos por julgarem ser únicos, especiais e detentores isolados da verdade. Para que isso ocorra, os textos bíblicos são interpretados de tal modo que possam validar posições doutrinárias na tentativa de perpetuar o poder e a manipulação emocional dos membros. A experiência pessoal do líder é mais valorizada que os textos das Escrituras e tudo é validado por falsas manifestações de poder, revelações e atos proféticos sem nenhum fundamento bíblico. Para que a estratégia funcione, a segregação de outras comunidades se torna extremamente necessária. A liderança, por se julgar superior, ter a verdadeira visão e considerar-se especial e ungida por Deus, impõe limites claros para que os membros não interajam com outras denominações nem participem de eventos que estejam fora do controle abusivo.

Todas as outras denominações são compreendidas como não bíblicas, perigosas e tornam-se alvo de julgamentos de que, de fato, não fazem parte da verdadeira igreja de Cristo. Qualquer possibilidade de contato com outros cristãos é desestimulada para impedir que enxerguem a comunidade ou a fé sob outros pontos de vista. Igrejas que adoecem em geral são adeptas de princípios hereges, mas rotulam as outras de agirem dessa forma para perpetuar os abusos sem serem incomodadas nem precisarem corrigir a rota.

Nesses casos, o líder ou sistema religioso, ainda que demonstre arbitrariedade, não é amplamente confrontado, porque os liderados são condicionados pelo falso evangelho e não têm vida pessoal ou comunitária fora das quatro paredes da denominação. Toda a liturgia é padronizada; os louvores, selecionados pela liderança; e todos os demais pastores da comunidade devem pregar e imitar a liderança superior que, em geral, se autodenomina apóstolo; não há espaço para pensamento crítico, reflexão e questionamentos saudáveis. Muitos podem persistir durante anos imersos em uma espécie de bolha que, progressivamente, adoece com o falso evangelho de controle.

João Marcos era médico e tinha uma carreira promissora. Seu caso me chamou a atenção porque, apesar do alto grau de formação cultural, foi membro de uma comunidade emocionalmente abusiva por sete anos. O controle era tamanho que os líderes decidiam com quem os membros deveriam se casar, e era comum que parte do dízimo fosse dada aos sacerdotes como ofertas de primícias. João foi estimulado a se casar, por possível revelação espiritual, com alguém por quem não nutria atração sexual tampouco tinha afinidades emocionais. O casamento foi uma tragédia e, anos depois, quando compreendeu os abusos emocionais e espirituais que sofria, entrou em profunda depressão. Nunca esquecerei do que ele me disse naquela tarde de choro compulsivo no consultório: "Perdi sete anos da minha vida".

Como as comunidades abusivas se autodenominam as únicas corretas, puras e detentoras do verdadeiro evangelho, desvincular-se delas não é um processo simples como inicialmente parece. Muitos são tomados por medo patológico de que a ruptura possa ser uma jornada contrária à verdadeira fé, um caminho de maldição e até de perda da salvação. Pessoas ansiosas e aquelas que já sofreram abusos previamente ao longo da vida se tornam reféns potenciais do sistema.

## PRÁTICA 1

### ORAÇÃO

Senhor Deus, peço-te que não permitas que eu permaneça em uma comunidade que me segregue de outros irmãos. Ensina-me a conviver com as diferenças. Não permita que meus olhos sejam fechados para tua multiforme graça sobre o mundo, que se manifesta em diferentes maneiras de te servir. Amém.

## PRÁTICA 2

### UM CONCEITO PARA GUARDAR

Deus se revela de maneiras diferentes em muitos lugares. Desconfie de quem diz ser o único detentor da verdade.

## PRÁTICA 3

Você tem facilidade para conviver com quem pensa a teologia de forma diferente da sua? Divergências doutrinárias têm afastado você de pessoas de outras denominações? O quanto você tem vivido uma vida segregada de outras pessoas?

# 27

# Falsas profecias

> Pois o espírito da profecia é o testemunho de Jesus. (Apocalipse 19:10)

Sou seguidor da visão não cessassionista em relação aos dons espirituais. Creio que profecias, revelações, curas e outros tipos de milagres continuam a acontecer nos dias atuais. Entretanto, nos últimos anos, tenho atendido um número grande de cristãos adoecidos devido a falsos ambientes proféticos. É impressionante como líderes narcisistas e ambientes de falsa espiritualidade são intimamente agregados às falsas manifestações espirituais.

Ao relacionarmos profecias com psiquiatria, precisamos fazer algumas considerações. Primeira, a Bíblia nos orienta a não desprezar as profecias, mas a sermos criteriosos: "Não tratem com desprezo as profecias, mas ponham à prova todas as coisas e retenham o que é bom" (1Tessalonicenses 5:20-21). Há motivos para essa indicação. Um deles, também o mais óbvio, é que nem todas as profecias são oriundas do conhecimento e da revelação do Espírito Santo. No Antigo e no Novo Testamentos, existiam espíritos falsos que engavam o povo e o levava para caminhos de destruição. Muitos lucravam com as manifestações e revelações espirituais enganosas por meio de manipulação, medo e até controle da vida de outras pessoas. Aqui os nomearemos espíritos de engano.

Flávio era um paciente que eu acompanhava havia vários anos e tinha uma longa jornada de fé. Sua ansiedade agravou após frequentar um movimento espiritual em que a líder começou a exercer domínio tamanho, ao ponto de querer determinar com quem ele poderia namorar e dar-lhe orientações diárias por áudio. Ele era, inclusive, orientado a não sair de casa em alguns dias por causa de supostas armadilhas do Inimigo.

O que confundia a mente de Flávio era o fato de a líder espiritual, de fato, acertar algumas previsões. Progressivamente a comandante exercia cada vez mais domínio e influência sobre sua vida e o conduziu a um quadro de grande sofrimento emocional, o que piorou as crises de ansiedade já estabilizadas. Flávio ficou codependente daquela falsa liderança.

Muitos são como Flávio. Entram em comunidades repletas de ensinos errôneos e são conduzidos por falsos profetas que os tornam cada vez mais manipulados e codependentes. Sofrem abusos espirituais e emocionais sucessivos e não conseguem se desvencilhar por medo de sofrer retaliações. Os falsos espíritos supostamente revelam condições e geram lastros de dor, sofrimento, angústia, controle e depressão.

Esses falsos espíritos podem ter alguma ciência do passado de alguém e podem apresentar fatos que aparentemente validam a profecia mentirosa entregue pelo falso profeta. Entretanto, todo o processo visa a um fim secundário que não é a glória de Deus. O falso espírito pode trazer ao falso profeta ganhos financeiros, que pode cometer abusos mais graves, como os sexuais.

Muitos anos atrás, tive contato com uma paciente que me disse que sua frustração com a igreja era resultado da relação prévia com determinado movimento profético. Certa vez, em um culto, um pretenso profeta descreveu detalhes de sua vida afetiva prévia. Movida pela precisão da fala, ela iniciou uma possível cura interior, que culminou em uma tentativa de abuso sexual. Na história da igreja, infelizmente, há vários abusos emocionais e sexuais que se misturam ao falso ambiente profético.

A segunda consideração é que devemos compreender que profecias verdadeiras também passam por processos nos quais as emoções podem exercer influência sobre sua revelação e tradução. Nesse caso, não estamos diante de um falso profeta, mas de um mau entendimento. Toda profecia é um processo em que alguém traduz uma mensagem do Espírito Santo para uma outra pessoa; esse processo pode estar sujeito a contaminações e imperfeições. Temos de reter, então, o que é bom. Imagine que eu esteja traduzindo um pregador do inglês para o português. A menos que eu seja extremamente fluente, posso traduzir alguns conceitos de maneira imprecisa sem que isso afete o total entendimento da mensagem.

No ministério profético não é diferente. Algumas palavras podem ser traduzidas de maneira não integral por quem é usado pelo Espírito Santo, de modo que frases ou expressões colocadas fora de contexto ou inapropriadas podem trazer um entendimento que não represente a integralidade do que, de fato, o Espírito disse. Nesses casos, em geral, não há má-fé. Ainda assim, todos os que exercem o ministério profético ou recebem profecias devem estar cientes de que o processo de tradução pode ter margem de erro. Dessa forma, é necessário que todos tenham maturidade para buscar, por meio da oração e da Palavra, direcionamentos precisos sobre eventuais profecias recebidas. Além disso, creio que as genuínas revelações do Espírito são mistérios que Deus, de alguma maneira, já colocou primariamente em nosso coração.

Voltemos novamente ao texto bíblico:

> Sigam o amor e busquem com dedicação os dons espirituais, principalmente o de profecia. Pois quem fala em línguas não fala por intermédio de homens, mas de Deus. De fato, ninguém o entende; pelo espírito, fala mistérios. Mas quem profetiza o faz para edificação, encorajamento e consolação dos homens. Quem fala em línguas edifica a si mesmo, mas quem profetiza edifica a igreja. Desejo que todos vocês falem em línguas, mas prefiro que profetizem. Quem profetiza é maior do que aquele que fala em línguas, a não ser que as interprete, para que a igreja seja edificada (1Coríntios 14:1-5).

A Bíblia nos traz considerações importantes. A primeira é que a profecia não é mera adivinhação do futuro para fins de suprimir nossas ansiedades ou para prever algo sem propósitos, mas tem intenção de edificar, encorajar e consolar. A segunda é que não há ministério profético que não seja estruturado no amor. Se buscar interesses secundários, como ganhos pessoais para o profeta, autoexaltação por meio dos dons, controle da vida de terceiros e apreço pela predição do futuro, o ministério não provém de Deus. Se procurarmos por cultos ou profetas com nossa atitude voltada para a futurologia, nos tornaremos vítimas perfeitas para falsos ministérios proféticos.

Além disso, não podemos deixar de falar sobre as falsas profecias oriundas da mente humana. Nestes anos todos de atendimento clínico, lidei com diversas pessoas que se diziam profetas, mas eram acometidas de quadros psicóticos e transtornos de personalidade. Não era intencional promoverem um falso ensino, mas suas mentes doentes faziam que entregassem profecias e revelações oriundas de disfunções mentais, não genuínas revelações espirituais.

Certa vez, fui chamado a um retiro espiritual para atender um pastor em surto psicótico. Após alguns dias no retiro, a líder, que tinha bom discernimento, me chamou porque ele estava, digamos, entregando profecias a muitas pessoas e promovendo grande tumulto. Ao chegar ao local, presenciei um paciente com transtorno bipolar em fase de euforia. De acordo com a família, ele tinha parado de tomar os medicamentos. Seus delírios de grandeza o faziam entregar o que ele considerava serem palavras proféticas misturadas a mantras de autoajuda. Obviamente, não são todas as pessoas com transtorno bipolar que entram em fase de euforia com delírios religiosos. Todavia, esse caso nos serve de exemplo de como enfermidades psiquiátricas não tratadas podem ter seus sintomas confundidos com genuínas manifestações espirituais se não houver discernimento e maturidade no ambiente cristão.

Ambos os processos também podem acontecer ao mesmo tempo: alguém com algum tipo de transtorno de personalidade, como um psicopata, ser usado por um espírito de engano para manipular outras pessoas. Grandes ministérios podem ser construídos e perdurarem por anos até que a verdade venha à tona.

Devemos fazer da Palavra de Deus a verdadeira fonte que nos guia em toda nossa caminhada cristã. O Senhor sempre fala por meio das Escrituras; muitas vezes, por intermédio de irmãos maduros e conselhos sábios; e ocasionalmente, por genuínas palavras proféticas. Além disso, a verdadeira profecia tem como instrumento pessoas que espelham o próprio Cristo: elas devem ter o testemunho e o caráter de Jesus. Desconfie sempre de quem se diz profeta, mas tem postura arrogante, controladora ou usa de medo.

Por fim, há os que consciente e racionalmente fazem dos falsos ministérios e falsas revelações uma fonte de renda e manipulação. Esses golpistas e charlatões apenas usam técnicas de manipulação emocional, hipnose etc. para alcançar a boa-fé de muitos com falsas revelações a fim de conquistar ganhos financeiros. Existem movimentos organizados que rastreiam dados de pessoas na internet e em fontes ilegais para ter informações que lhes permitam sujeitar o público à manipulação com facilidade.

Não se prenda a revelações e profecias sem questionamento crítico. A Bíblia nos diz que o testemunho de Jesus é o Espírito da profecia. Jesus era manso, humilde de coração, glorificava o Pai e não visava ganhos financeiros em seu ministério. Se alguém se diz profeta, mas não segue o padrão de Cristo, você tem razões de sobra para tomar muito cuidado para não sofrer abusos emocionais e espirituais. Fique longe!

## PRÁTICA 1

### ORAÇÃO

Senhor, livra-me dos falsos profetas! Permita-me crer na tua Palavra diariamente como fonte de revelação para a minha vida. Tire do meu coração a ansiedade em relação ao futuro. Firme meus passos para confiar, ao longo do caminho, em teu caráter descrito nas Escrituras. Não permita que meu coração busque palavras proféticas por ansiedade ou imaturidade. Que a certeza de teu cuidado diário traga paz a minha vida. Amém.

## PRÁTICA 2

### UM CONCEITO PARA GUARDAR

Se você buscar a profecia como futurologia, um dia cairá nas mãos de um golpista ou charlatão.

## PRÁTICA 3

Considere as três funções da profecia descritas na Bíblia:

Mas quem profetiza o faz para edificação, encorajamento e consolação dos homens. (1Coríntios 14:3)

**1.** *Edificação:* a palavra profética pode mostrar a vontade de Deus sobre um assunto ou ponto específico. Como afirmei, essa não deve ser a regra para pautar nossas decisões, mas creio que é um dom espiritual atual. Dessa forma, quando o Senhor manifesta sua vontade por meio de uma palavra profética, ele não deixa dúvidas nem gera medo ou insegurança; além disso, costuma confirmar a resposta ao longo do processo. Em muitos casos, por meio das Escrituras, o direcionamento divino se torna vivo e confirma a palavra profética anteriormente entregue.

**2.** *Exortação:* a verdadeira palavra profética, caso seja para exortar, pode ser dura ou de repreensão. Entretanto, você não se sente manipulado, aterrorizado, tampouco tem medo de ser abandonado por Deus. A exortação traz paz ao seu coração e pode fazer de você uma pessoa mais atenta em relação a eventuais pecados ou desvios de rota.

**3.** *Consolação*: a palavra profética pode trazer consolo. Em muitos casos, diante de algum sofrimento, Deus pode se utilizar de uma palavra profética para consolar seu coração, mas sem mostrar todos os motivos de você passar por perda ou sofrimento. Consolar não significa que o Senhor proverá todas as respostas que você julga necessitar.

## PRÁTICA 4

Considerando o exposto, você já passou por algum movimento falsamente profético? Em algum momento você recebeu palavras proféticas sem nenhum tipo de critério, ética ou entendimento por um falso profeta?

## PRÁTICA 5

Ore pedindo a Deus que o torne sensível a ouvir a voz do Espírito Santo.

# 28

# Codependência espiritual

> "Pois há um só Deus e um só mediador entre Deus e os homens: o homem Cristo Jesus," (1Timóteo 2:5)

Você não precisa de mediadores especiais que conectem você a tesouros escondidos ou a portais especiais no céu. Todo acesso à sala do trono já foi conquistado por Jesus na cruz. Não afirmo com isso que a intercessão não seja importante nem que não devemos fazer orações coletivas. As Escrituras constantemente nos chamam a orarmos uns pelos outros e afirmam que a oração feita por outra pessoa tem efeitos práticos em nossa vida. Orar pelo outro é ser coparticipante das ações divinas na terra. Quando intercedemos, vivemos parte do reino de Deus uns com os outros.

O problema é que comunidades e líderes abusivos costumam criar um ambiente de codependência espiritual que pode roubar sua autonomia e sua autorresponsabilidade para com as disciplinas espirituais. Você pode ser levado a ficar refém de uma terceira pessoa e, inclusive, incorporar traços emocionais doentios sem perceber.

Inicialmente, a codependência pode ser positiva; afinal, nos sentimos confortáveis e acolhidos por quem aparentemente cuida de nós. Além disso, em um mundo narcisista e egoísta, acabamos por nos lançar sem muita crítica a qualquer pessoa que se oferece para um raro momento de escuta. Progressivamente, porém, como codependente, alguém pode tirar vantagens do relacionamento, seja de maneira consciente e claramente dolosa seja inconsciente, para satisfazer necessidades emocionais, financeiras e até suprir carências afetivas.

Em uma relação de codependência, toda nossa expectativa por felicidade, aceitação e nossa validação de decisões passa a depender de outra pessoa. Quando, ou se, a relação ruir, o processo causará danos significativos à saúde emocional. Essa forma de dependência pode ocorrer em amizades, casamento e também na igreja, em relações de suporte espiritual.

Na codependência, a via de adoecimento vai se tornando de mão dupla. Em geral, o alvo da expectativa vai constantemente sendo submetido a um peso emocional enorme e, com o tempo, também adoece com o dependente emocional, que costuma perder a autonomia e passa a terceirizar, inclusive, suas decisões pessoais para aquele que está em posição de controle. Assim, podemos dizer que um assume a doença e os sintomas do outro e, com o tempo, as demandas emocionais não são supridas, o que leva à exaustão física e emocional. A pessoa codependente, aos poucos, planeja sua vida em função do outro e faz tudo para agradá-lo, ainda que signifique anular a própria vida emocional.

Quando a vida espiritual e comunitária se associa a esse processo, temos uma combinação explosiva, uma vez que muitos se tornam dependentes da oração de terceiros, da validação do outro para decisões pessoais simples e até mesmo passam a achar que sem cobertura espiritual do outro não conseguirão prosseguir. Reitero que nem sempre há má-fé, mas muitos líderes, por também estarem doentes, podem construir comunidades centralizadoras e fazer que muitos se tornem codependentes deles. O caráter messiânico e de guru espiritual é estabelecido aos poucos e adoece muitos seguidores.

Em algumas comunidades, várias pessoas se tornam codependentes de um único líder, o que aumenta ciúmes e disputas internas desnecessárias. Assim, além da dependência do outro, do ciúme muitas vezes excessivo, da necessidade de controle e de estar sempre próximo, pode ocorrer também mecanismo de chantagem emocional e de crises emocionais quando o outro tenta se distanciar. Muitos chegam a fazer ameaças de suicídio.

> Um líder emocionalmente saudável vai conduzi-lo a um processo de desenvolvimento no qual você estará cada vez mais fortalecido emocional e espiritualmente.

Se há alguém em sua caminhada cristã que você julga ser incapaz de seguir em frente caso não esteja mais em sua vida, reflita se o relacionamento é realmente saudável. Ter liderança e intercessores não pode gerar dependência espiritual que o manipule, consciente ou inconscientemente, tampouco o leve a ter medo ou receio de seguir seus próprios passos para a construção de uma vida cristã saudável.

Um líder emocionalmente saudável vai conduzi-lo a um processo de desenvolvimento no qual você estará cada vez mais fortalecido emocional e espiritualmente, em vez de dependente. Você não precisa de intermediários especiais que conectem você ao céu.

## PRÁTICA 1

### ORAÇÃO

Senhor Deus, sei que o caminho ao céu está livre por meio de Jesus. Em cada momento que oro, tenho acesso direto ao céu sem depender de outras pessoas. Peço-te que levantes intercessores em minha vida, mas que afastes do meu caminho todos aqueles que possam explorar as lacunas emocionais do meu coração para ganhos secundários. Ajude-me a vencer a codependência.

## PRÁTICA 2

### UM CONCEITO PARA GUARDAR

Você tem livre acesso ao céu por Jesus Cristo. Ninguém tem atalho especial.

## PRÁTICA 3

### SINAIS DE DEPENDÊNCIA EMOCIONAL

A dependência emocional é aquela que acontece em relação a uma pessoa amada ou com quem há vínculo espiritual – pastor, líder, intercessor etc. –, por vezes de forma conflituosa ou até com falso equilíbrio. Na maioria dos casos, porém, um dos sinais de dependência emocional é um desequilíbrio tamanho a ponto de proporcionar um sofrimento grande e, às vezes, a total incapacidade de sair de uma situação que desgasta lentamente o dependente. Os principais sintomas de dependência emocional são:

1. Obsessão pelo outro;
2. Não ser capaz de separar o eu do outro e a sua vontade da do outro;
3. Medo de perder o amor;
4. Medo do abandono e da separação;
5. Medo da solidão e da distância;
6. Medo de se mostrar como você é;
7. Culpa;
8. Sentimento de inferioridade em relação ao outro;

9. Ressentimento e raiva se o outro deixar você;
10. Vínculo total com a outra pessoa e vida social limitada;
11. Sentimento de ciúme e posse em relação ao outro.

Considerando as características apresentadas, você já viveu algum tipo de relacionamento de dependência? Esse relacionamento foi dentro de algum ambiente religioso?

_____
_____
_____
_____
_____

Pessoas com traços que favorecem a codependência buscam constante aprovação e têm a autoestima baseada em se sentirem necessárias para outras pessoas. São características marcantes:

1. Concentram sua vida em outras pessoas;
2. Buscam seu próprio valor e felicidade fora de si mesmos;
3. Ajudam mais os outros do que pensam sobre si mesmos;
4. Desejam continuamente ser estimados e amados pelos outros;
5. Sentem-se atraídos por pessoas que precisam de ajuda;
6. Gostam de controlar o comportamento dos outros e de antecipar suas decisões ou necessidades;
7. Sentem-se responsáveis pelos outros e por suas ações;
8. Atribuem suas falhas, fraquezas ou problemas aos outros;
9. Toleram cada vez mais o comportamento de outras pessoas que não teriam tolerado antes.

A codependência pode ser mascarada em ambientes religiosos por conceitos como cobertura espiritual, entre outros. Além disso, sem que ocorra conscientemente manipulação, muitos podem se tornar codependentes espirituais em movimentos de intercessão em que o intercessor esteja doente ou tenha traços de personalidade que predispõem à relação adoecida.

## 29

# A batalha espiritual que adoece

> e, depois de ter despojado os poderes e as autoridades, humilhou-os publicamente quando triunfou sobre eles na cruz.
> (Colossenses 2:15)

Rita chegou ao consultório com ansiedade extrema e vários ataques de pânico. Os sintomas haviam começado após o início de uma campanha de oração em uma comunidade. Ali, ela recebeu possíveis palavras proféticas de que o Inimigo queria matá-la e que desconhecidos haviam feito atividades espirituais com a intenção de levá-la à falência financeira e a desenvolver doenças físicas. Dia após dia, sua mente era tomada pela preocupação de que o diabo poderia intentar contra sua vida a qualquer momento, o que lhe causava insônia, crises de pânico e medo. Sem perceber, ela era vítima emocional de falsos movimentos de batalha espiritual.

Quando digo falsa batalha espiritual, eu me refiro aos movimentos cristãos que dão excessiva ênfase aos estudos sobre anjos, demônios e sobre os conflitos do mundo espiritual de maneira não coerente com as Escrituras e/ou de maneira sensacionalista e abusiva. Esses movimentos têm promovido adoecimento emocional em um número cada vez mais elevado de cristãos em todo o mundo, sobretudo em igrejas neopentecostais que se nutrem do falso evangelho. Há muita lucratividade no discurso do medo e da falsa guerra espiritual.

Não podemos negar que existe um conflito entre a ação de Deus e a ação do diabo no mundo. O inimigo, o diabo, não é uma invenção cristã para colocar terror e exercer controle sobre as pessoas; negar a ação de demônios no mundo espiritual é tão nocivo como a hipervalorização da atuação deles. O adoecimento surge, porém, quando esses ensinos nos fazem deixar de compreender a beleza da providência divina em nossa vida e que nada no mundo espiritual ocorre sem a devida permissão de Deus. Na cruz, Jesus já triunfou sobre todo poder das trevas.

O livro de Jó exemplifica que toda ação do diabo sobre a vida daquele homem foi limitada e controlada pela atuação divina e sua devida providência. Satanás não tem poder fora dos limites estipulados por Deus que, em muitos momentos, permite que a ação do mal exerça danos ou prejuízos a seus filhos. Ainda que não seja totalmente descortinado para nós, todo esse processo produz em nós amadurecimento, aperfeiçoamento e frutos que vão glorificar ao Senhor. A eternidade nos revelará frutos de glória que serão registros permanentes e claros.

Devemos compreender que o fato de Deus ser soberano significa que ele tem poder ilimitado para fazer o que quiser no mundo e que todas as criaturas que ele criou – o que inclui seres humanos, anjos, principados e potestades – não têm capacidade de frustrar os planos estabelecidos antes da fundação do mundo para seus filhos.

Neste ínterim, Satanás, um anjo caído, deve ser visto como um ser com poder inerente a um anjo de sua patente espiritual, infinitamente inferior a Deus em poder, glória e domínio. Ainda que as Escrituras nos advirtam acerca do reino de Satanás e de seu domínio neste mundo (Efésios 6:12; Lucas 4:6; João 14:30) e nos alertem contra suas ciladas (Efésios 6:11; 1Pedros 5:8; Tiago 4:7), jamais lhe atribuem poder independente ou superior ao de Deus, liberdade plena e controle para cumprir planos próprios, tampouco capacidade para sabotar os desígnios do Criador. Antes de temer Satanás, você deve se preocupar em se sujeitar a Deus de todo o coração, que é o princípio fundamental para qualquer ensino sobre batalha espiritual.

> Satanás não tem poder fora dos limites estipulados por Deus.

Dessa forma, devemos orar, vigiar e ser disciplinados na oração e na leitura da Palavra. Ao resistirmos ao diabo pelo poder de Deus, ele fugirá de nós. Todas as vezes que formos submetidos a ensinos que fomentam uma batalha espiritual que aumente nossa ansiedade ou reduza nossa percepção da soberania de Deus sobre o Universo devemos mudar a rota da nossa espiritualidade para que não adoeçamos no longo prazo.

Tenho atendido um número cada vez maior de cristãos que chegam ao consultório esgotados e frustrados por guerras espirituais intermináveis ou que exigem cada vez mais autossacrifícios sem embasamento bíblico para que sejam promovidos e ensinados. Muitos autodenominados retiros de libertação e atos proféticos são feitos sem respaldo nas Escrituras e fazem que muitos saiam deles piores emocionalmente.

Descanse no Senhor e em sua providência. É um remédio para sua alma saber que não há batalha espiritual que o Senhor não tenha poder para vencer.

## PRÁTICA 1
### ORAÇÃO

Pai Eterno, apresento-te minha vida. Sei que teu poder é maior que toda ação das forças do mal. Envie anjos para guerrear em meu favor. Acalme minha mente e revele que, em tua soberania e providência, nenhum mal acontece sem teu controle absoluto. Tire todo medo e angústia do meu coração. Livra-me do mal. Dê-me sabedoria para ter um coração pacificado neste mundo caído. Amém.

## PRÁTICA 2
### UM CONCEITO PARA GUARDAR

Somente Deus tem poder ilimitado sobre a terra.

## PRÁTICA 3
Medite em Salmos 91 (A Mensagem)

Você, que se senta na presença do Deus Altíssimo e passa a noite à sombra do Todo-poderoso, Diga assim: "Deus, tu és meu refúgio. Confio em ti e estou seguro!" Isso mesmo. Ele protege você das armadilhas e o defende de perigos mortais. Seus enormes braços estendidos são como um escudo: atrás deles, você está seguro. Eles evitarão que você seja ferido. Não precisa ter medo de nada: nem de assaltos à noite, nem de flechas voando de dia, Nem da doença que ronda pela escuridão, nem do desastre que irrompe ao meio-dia. Ainda que outros morram à sua volta e caiam por todos os lados, você não sofrerá nem um arranhão. Você será protegido, e, de longe, verá os ímpios serem punidos. Sim, porque o Eterno é seu refúgio; o Deus Altíssimo, seu abrigo. O mal não conseguirá chegar perto de você, a iniquidade não passará da porta. Ele ordenou a seus anjos que o guardem para onde quer que você vá.

Se tropeçar, eles o segurarão: o trabalho deles é evitar que você caia. Você caminhará tranquilo entre leões e cobras, pisará neles, e nada acontecerá. "Se você se apegar a mim para salvar a vida", diz o Eterno, "tirarei você de qualquer problema. Se você aprender a confiar em mim, cuidarei de você como ninguém. É só me chamar, que eu respondo: ficarei ao seu lado nas horas ruins, resgatarei você e depois darei uma festa em sua honra. Eu o presentearei com uma vida longa, e a você mostrarei a minha salvação".

## PRÁTICA 4

Faça uma oração a Deus baseada em Salmos 91.

# 30

# Maldições não hereditárias

Cristo nos redimiu da maldição da lei quando se tornou maldição em nosso lugar, pois está escrito: "Maldito todo aquele que for pendurado em um madeiro." (Gálatas 3:13)

Talvez seja o capítulo mais controverso deste livro, porque há um número enorme de cristãos piedosos que acreditam e defendem a quebra de maldições hereditárias espirituais mesmo após a conversão.

Começo, então, afirmando que não é um questionamento acerca dos ministérios sérios que acreditam na quebra de maldição. Entretanto, não há como fugir do fato de que o conceito de maldição hereditária causa implicações na saúde mental, uma vez que muitos comportamentos e transtornos mentais são vistos por diversos cristãos como se fossem maldições espirituais que ainda devem ser quebradas depois de termos entregado nossa vida a Cristo.

Em primeiro lugar, então, é importante não misturarmos maldições hereditárias com genética. A queda afetou toda nossa fisiologia e possibilitou o surgimento dos mais diversos tipos de doença, sejam cardiológicas ou psiquiátricas. A genética é uma causa dos transtornos mentais. Herdamos predisposição à depressão, à ansiedade e a muitos outros transtornos. Ficaremos livres das influências genéticas somente quando tivermos um corpo glorificado.

Em segundo lugar, devemos compreender o fato de que alguns comportamentos se reproduzirem em determinadas famílias não significa que sejam maldições hereditárias. Padrões comportamentais podem ser aprendidos no ambiente familiar e podem ser transmitidos aos descendentes pela genética. Chamamos essa possibilidade de epigenética e explico melhor esse conceito no meu livro *Psiquiatria e Jesus*.

Apesar dessas evidências, muitos líderes eclesiásticos ensinam que, mesmo após termos passado pelo novo nascimento em Cristo, é necessário quebrar maldições e anular eventuais resíduos, compromissos, contaminações ou heranças espirituais oriundas do tempo em que não conhecíamos o Senhor. É comum lideranças ensinarem que herdamos maldições de nossos antepassados – pecados, contaminações com o reino das trevas, entre outros – e que precisamos anulá-las e tomar posse de uma eventual libertação extra, adicional, definitiva.

Esse modo de pensar pode causar vários problemas. Um deles é o número de cristãos que não consegue compreender que já foram perdoados pelos pecados do passado e que o fato de os resgatar em sessões de libertação e cura interior pode trazer um enorme sofrimento emocional. Além disso, no meu ponto de vista, as Escrituras deixam claro que, se um filho andar nos caminhos do Senhor, não será responsável pelos pecados de seu pai:

> "Naqueles dias não se dirá mais: 'Os pais comeram uvas verdes, e os dentes dos filhos se embotaram'. Ao contrário, cada um morrerá por causa do seu próprio pecado. Os dentes de todo aquele que comer uvas verdes se embotarão." (Jeremias 31:29-30)

Todo o capítulo 18 de Ezequiel também vai na mesma direção. A nova aliança em Cristo introduz um novo tempo em que cada um é responsável por suas próprias escolhas e os pecados dos antepassados estão anulados pela cruz. Em Cristo, as maldições dos nossos antepassados são quebradas e nossos pecados – os do passado, os do presente e os do futuro – já estão justificados por meio da cruz. A ira de Deus foi aplacada em Jesus na cruz. Quando afirmamos a necessidade de passos posteriores à conversão para ficarmos livres de comportamentos ou maldições, reduzimos e não compreendemos com precisão os efeitos da cruz na promoção do novo nascimento e na anulação das maldições espirituais do passado.

Por fim, há implicações clínicas muito importantes e significativas. Anos atrás, atendi um paciente que havia tido alguns eventos sexuais relacionados à promiscuidade sexual no passado. Depois de participar de um retiro de libertação, Hernane foi apresentado a uma lista de pecados e orientado a declarar publicamente para sua comunidade todos os percalços de sua história de vida. O ato gerou grande sofrimento emocional, um divórcio e uma depressão profunda. Fatos passados não trazem nenhuma repercussão à vida atual e abordá-los novamente após o perdão de Cristo desencadeia um processo de culpa e tristeza extrema. Em Jesus, Deus já jogou no mar do esquecimento (Miqueias 7.18-19) todos os nossos pecados.

É importante ressaltar que a libertação não significa que nossos comportamentos não devam ser transformados. Como afirmei, somos reflexo de nossa genética e de nosso passado. Entretanto, a renovação da mente é um processo de transformação executado por Deus progressivamente; ele muda nossas emoções. Não há a necessidade de quebrar maldições já destruídas na cruz. Você não deve sofrer por isso.

## PRÁTICA 1

### ORAÇÃO

Senhor, transforme minha mente. Sei que as maldições espirituais já foram quebradas na cruz. Não permita que o Inimigo traga à minha mente fatos do meu passado para me acusar, matar ou destruir minhas emoções. Traga a convicção de que a cruz já me libertou das maldições espirituais dos meus antepassados. Ensine-me a crer que já estou justificado em Cristo. Amém.

## PRÁTICA 2

### UM CONCEITO PARA GUARDAR

Jesus já quebrou as maldições hereditárias na cruz.

## PRÁTICA 3

### ORAÇÃO

Faça uma oração pedindo a Deus que revele quem você é em Cristo.

_____
_____
_____
_____
_____

# Parte 4

A espiritualidade cristã e os transtornos mentais

# 31

# A religiosidade "compulsiva": o TOC religioso

> Em verdade lhes digo que serão perdoados todos os pecados dos homens e as blasfêmias que venham a proferir, mas quem blasfemar contra o Espírito Santo nunca terá perdão: é culpado de pecado eterno. (Marcos 3:28-29)

A maioria dos leitores deste livro não terá nenhum transtorno mental importante ao longo da vida. É muito conveniente, porém, que tenhamos noções básicas de saúde mental para que, eventualmente, possamos procurar ajuda, se necessário. Para muitos, uma espiritualidade emocionalmente saudável vai necessitadamente envolver o tratamento de transtornos mentais.

Não tenho o objetivo de descrever todos os transtornos mentais com detalhes neste livro. Esse será o foco de um trabalho futuro. Contudo, em um livro que se propõe a abordar a fé saudável, considero relevante a adequada percepção dos transtornos mentais e de suas conexões com a fé cristã.

Marcos chegou ao meu consultório com uma queixa que, a princípio, era teológica, não psiquiátrica: ele temia ter perdido a salvação porque considerava ter blasfemado contra o Espírito Santo. Por mais que seu pastor e seus amigos tentassem convencê-lo de que ele não o fez, a ideia não saía de sua cabeça e causava pensamentos de morte recorrentes.

Para começar a relação entre psiquiatria e fé cristã, precisamos falar do transtorno obsessivo-compulsivo religioso (TOC religioso). Em geral, o TOC é um quadro bem comum, mas causa dramaticidade demasiada quando conteúdos religiosos causam grande sofrimento emocional e prejuízos na qualidade de vida. Costuma ser uma condição na qual o paciente tem pensamentos incontroláveis – as obsessões, ou comportamentos, as compulsões –, e sente necessidade de repeti-los continuamente como mecanismo de alívio.

No TOC religioso, as obsessões e compulsões são relacionadas à religião, à fé ou a algo pertinente à moralidade. Essas obsessões, ou pensamentos obsessivos, muitas vezes se fixam em medos ou ansiedades em torno de conceitos de fé, entre eles o medo de ir para o inferno ou de ter blasfemado contra o Espírito Santo. As compulsões costumam existir em forma de comportamentos hiper-religiosos, como orar de maneira compulsiva por tempo excessivo ou ter rituais de oração repetitivos e organizados. Os pensamentos obsessivos podem ser imagens mentais – como uma cena pornográfica surgir durante uma oração –, pensamentos ou impulsos repetitivos.

> Pessoas com TOC religioso podem sentir necessidade de realizar certas atividades.

São comuns, por exemplo, os seguintes medos: de ter blasfemado contra Deus e perder a salvação; de ir para o inferno e não ser salvo, da morte em forma patológica, de ser imoral, de estar possuído por demônios ou entidades espirituais contrárias à fé professada, de fazer questionamentos indevidos e de experiências espirituais de terceiros de modo angustiante que levam a duvidar do que alguém sente ou acredita etc. Além disso, os doentes buscam rituais de purificação, como jejuns anormais e repetitivos – e uma necessidade de ter certeza sobre dogmas da fé, que se torna angustiante.

Pessoas com TOC religioso podem sentir necessidade de realizar certas atividades, comportamentos ou atos mentais para se livrar da angústia e da ansiedade causadas pelos pensamentos obsessivos. Essas tarefas são conhecidas como compulsão ou ritual religioso e podem imitar comportamentos que fazem parte da prática religiosa comum. No TOC religioso, porém, torna-se mais intenso, associado a angústia, medo ou ansiedade. As compulsões podem consumir cada vez mais tempo, interferir na vida diária e levar a quadros depressivos secundários, como pensamentos suicidas.

As compulsões mais comuns são: orar compulsiva e excessivamente (por ansiedade ou medo), buscar com frequência garantias e confirmações de líderes religiosos (como validação de possíveis profetas etc.), votos tolos e impulsivos, confissão excessiva de pecados (reais ou imaginários), rituais de purificação espiritual, escrever orações para verificar se as fez corretamente, autossacrifício (que pode levar à automutilação) e repetição obsessiva de passagens bíblicas mentalmente ou em voz alta.

As causas são equivalentes às do TOC: genéticas, estresse social e fatores ambientais. No entanto, pessoas predispostas podem desencadear o quadro se submetidas a comunidades de fé tóxicas e que praticam uma espiritualidade não saudável e opressiva. Dessa forma, além do tratamento médico e psicoterápico, é fundamental que o paciente seja acompanhado por alguém capaz de conduzir um bom discipulado visando à formação de uma cosmovisão cristã mais saudável.

## PRÁTICA 1
### ORAÇÃO

Senhor Deus, limpe a minha mente dos pensamentos religiosos que estão me adoecendo. Reconheço que eles não são meus, mas provenientes de um transtorno que o Senhor não deseja que eu tenha. Tire toda culpa ou medo de que eu tenha blasfemado contra o teu Espírito. Traga de volta a certeza da salvação à minha mente. Amém.

## PRÁTICA 2
### UM CONCEITO PARA GUARDAR

Sua mente pode trair você, mas Deus conhece sua fé.

## PRÁTICA 3
### IDENTIFICANDO O TOC-R

Antes de falarmos sobre o diagnóstico de transtorno obsessivo-compulsivo religioso (TOC-R) precisamos entender melhor o conceito geral de transtorno obsessivo compulsivo (TOC).

O transtorno obsessivo-compulsivo (TOC) é um transtorno psiquiátrico reconhecido. Segundo o DSM-5, para ser diagnosticado com TOC, o indivíduo deve atender a determinados critérios específicos, que incluem:

*Presença de obsessões:* pensamentos, impulsos ou imagens recorrentes, intrusivos e indesejados que causam ansiedade ou desconforto significativo. Essas obsessões são experimentadas como invasivas e difíceis de controlar.

*Presença de compulsões:* comportamentos repetitivos ou atos mentais realizados em resposta às obsessões, com o objetivo de neutralizar a ansiedade ou o desconforto causado por elas. Essas compulsões são realizadas para prevenir algum evento negativo ou para aliviar o estresse associado às obsessões.

*Reconhecimento da irracionalidade:* o indivíduo reconhece que suas obsessões e compulsões são excessivas ou irracionais, mas sente-se impotente para controlá-las.

*Sofrimento ou prejuízo significativo:* as obsessões e compulsões causam angústia significativa, levando a uma interferência em áreas importantes da vida do indivíduo, como trabalho, relacionamentos pessoais ou funcionamento social.

*Não é causado por substâncias nem outra condição médica:* o transtorno não pode ser adequadamente explicado por efeitos fisiológicos diretos de uma substância ou outra condição médica.

É importante observar, assim como em todos os diagnósticos descritos neste livro, que apenas um profissional de saúde mental treinado está qualificado para fazer o diagnóstico clínico apropriado do TOC.

Em relação ao TOC-R (TOC religioso), há particularidades. Apesar de os sintomas poderem variar de uma pessoa para outra, geralmente há padrões de pensamentos obsessivos intrusivos relacionados à religião ou a uma prática religiosa e comportamentos compulsivos relacionados a crenças e práticas religiosas.

Alguns dos sintomas comuns do TOC-R incluem:

*Obsessões relacionadas à religião:* Pensamentos indesejados, intrusivos e persistentes sobre pecado, blasfêmia, dúvida religiosa, culpa religiosa, medo da condenação divina, preocupações morais excessivas ou necessidade extrema de fazer tudo corretamente, de acordo com os ensinamentos religiosos.

*Compulsões religiosas:* comportamentos repetitivos ou rituais realizados em resposta às obsessões religiosas. Pode envolver orações ou recitações repetitivas, confissão repetitiva de pecados, excesso de banhos visando à purificação espiritual, realização de

> práticas cerimoniais específicas repetidamente ou outras ações compulsivas baseadas em crenças religiosas.
>
> *Ansiedade e angústia:* os sintomas podem causar ansiedade significativa, angústia emocional e interferir na funcionalidade diária da vida. O paciente pode sentir uma sensação intensa de desconforto, medo, culpa ou obrigação em relação às suas obsessões e compulsões religiosas.
>
> *Preocupação excessiva com a moralidade:* o paciente pode ter preocupação intensa e constante com regras e padrões morais, temer cometer erros ou ofender a Deus ou a sua religião de alguma forma.
>
> *Dedicação excessiva à religião:* foco intenso e desproporcional nas crenças e práticas religiosas em detrimento de outras áreas da vida, como trabalho, relacionamentos e lazer. A pessoa pode perder horas do dia envolvida em rituais religiosos ou pensamentos obsessivos. É comum também a sensação de sempre estar em pecado ou de que perdeu a salvação para sempre.

## PRÁTICA 4

### IDENTIFICANDO A BLASFÊMIA CONTRA O ESPÍRITO SANTO

Em primeiro lugar, devemos compreender a necessidade de sermos respeitosos com tudo o que envolve o Senhor, bem como cuidadosos para não usar o nome de Deus em vão. Porém, muitos cristãos passam anos se culpando ou questionando se irão para o céu por terem, em algum momento, blasfemado contra o Espírito Santo. Todavia, podemos ter dúvidas se algo é ou não ação de Deus, rir de algo que consideramos engraçado em um culto ou em algum vídeo ou mesmo questionar se um profeta é ou não de Deus. Nada disso é blasfêmia contra o Espírito Santo.

Em alguns textos no Novo Testamento, temos a ideia de que alguns pecados não têm perdão, como a blasfêmia contra o Espírito Santo (Mateus 12:31, Marcos 3:28-29), a impossibilidade de arrepender-se de pecados (Hebreus 6.4-8) e o pecado para a morte (1João 5.16). Esses textos estão relacionados à atitude deliberada de rejeitar e negar a Cristo como autor e consumador da salvação. Em Mateus 12:31-32, por exemplo, Jesus diz:

> "Por esse motivo, eu lhes digo que todo pecado e blasfêmia serão perdoados aos homens, mas a blasfêmia contra o Espírito não

será perdoada. Todo aquele que disser uma palavra contra o Filho do homem será perdoado, mas quem falar contra o Espírito Santo não será perdoado, nem nesta era nem na que há de vir"

Na tradição reformada, que eu considero ser a mais correta para o melhor entendimento da blasfêmia contra o Espírito, essa passagem é frequentemente interpretada como relacionada à rejeição obstinada e deliberada da graça e da convicção da existência e ação do Espírito Santo, que é entendido como operador da conversão e da fé no coração dos cristãos, o responsável pelo ato e pela manutenção da salvação. Desse modo, a blasfêmia contra o Espírito Santo seria uma resistência contínua e final à obra e à convicção do Espírito, que resulta em uma situação na qual a pessoa se torna incapaz de se arrepender e demonstrar fé. Não é possível obter perdão, uma vez que voluntariamente a pessoa rejeita o único meio pelo qual ele pode ser alcançado. Trata-se, então, da rejeição permanente e consciente da verdade do evangelho e da obra do Espírito Santo, logo, ao próprio Cristo. Quem blasfema contra o Espírito Santo, na verdade, nega o evangelho, razão pela qual não tem perdão e salvação.

Se você crê em Cristo como Senhor e salvador, é impossível ter blasfemado contra o Espírito Santo. Você não perderá sua salvação por ter tido um TOC-R ou ter questionado algo ao longo de sua caminhada cristã. Mesmo que, por imaturidade ou até por falta de entendimento, você tenha ridicularizado algo, essa ação não configura blasfêmia contra o Espírito Santo. Você somente blasfema quando faz, de fato, apostasia, rejeição obstinada à fé cristã ou passa a crer em um falso evangelho.

Caso você sofra emocionalmente por achar que blasfemou contra o Espírito Santo, fique em paz. São exatamente aqueles que creem em Jesus e no Espírito Santo que se preocupam em ter chateado ou não Deus. O TOC muitas vezes traz à nossa mente imagens ou conceitos que, no fundo, abominamos. No caso do TOC-R, o que talvez mais rejeitemos seja projetado em nossa mente por sintomas obsessivos-compulsivos.

## PRÁTICA 5

Faça uma oração a Deus pedindo a ele que lhe dê a certeza da salvação em seu coração. Compreenda que seus pensamentos não indicam o que você de fato deseja ou sente, mas são oriundos do TOC-R. Peça ao Senhor por graça e paz em seu coração.

---
---
---

# 32

# Entre manias, avivamentos e depressões: transtorno bipolar e fé

Renova dentro de mim um espírito estável. (Salmos 51:10)

Quem não quer emoções estáveis? Para pacientes cristãos com bipolaridade, esse é um caminho muitas vezes difícil.

O transtorno afetivo bipolar é muito comum e pode atingir uma em cada dez pessoas, dependendo dos critérios diagnósticos utilizados. Eu poderia escrever um livro inteiro sobre as relações entre bipolaridade e fé cristã. Todavia, como o foco deste livro é dialogar sobre espiritualidade saudável e fé, é necessário abordarmos as repercussões da instabilidade de humor na espiritualidade saudável.

De maneira sucinta, o quadro de bipolaridade é marcado por períodos de depressão intercalados com euforia, à qual chamamos de mania ou hipomania, de acordo com a duração e intensidade. Pessoas bipolares alternam fases em que predominam sintomas depressivos, fases mais comuns, com fases de agitação, euforia ou muita irritabilidade.

Em geral, nas fases de euforia, os pacientes ficam com a autoestima inflada, autoconfiantes, com ideias grandiosas, delírios de grandeza com falsas interpretações da realidade, aumento de energia, insônia, fala acelerada, tom de voz mais alto e, às vezes, dificuldade de convivência. Além disso, são comuns gastos excessivos, aumento do desejo sexual, aumento da sociabilidade, intromissão na vida de outras pessoas, perda de filtros sociais e, muitas vezes, humor mais marcado por irritabilidade/impulsividade. Já nas fases de depressão, os sintomas são muito parecidos com os sintomas da depressão comum, tais como humor deprimido, perda de energia, perda de prazer, perda de iniciativa, sentimentos de culpa etc.

Pacientes bipolares, em geral, passam a maior parte do tempo em que estão em remissão em fases depressivas, sendo menos duradouros os períodos de euforia/agitação. A grande particularidade dos pacientes cristãos é que as fases de mania/hipomania podem ser marcadas por uma euforia, às vezes religiosa, parecida até com um avivamento espiritual, uma vez que o aumento da energia e as ideias de grandeza costumam estar acompanhadas de maior fervor na oração, de noites de insônia, da certeza de viver alguma experiência mística/espiritual e da perda eventual de filtros sociais.

De certa maneira, em casos mais intensos, não é incomum ver pacientes com a sensação aguçada de terem uma missão a cumprir e também com disposição para se envolverem em assuntos religiosos desconhecidos. De maneira resumida, o paciente se sente em um momento espiritual único; e toda tentativa de confronto e tratamento gera grande fonte de tensão para lideranças ou familiares.

> Em pacientes cristãos, as fases de mania/hipomania podem ser marcadas por uma euforia, às vezes religiosa, parecida até com um avivamento espiritual.

Maria de Fátima certa vez me ligou em um domingo à tarde para atender um paciente pastor que participava de uma imersão religiosa. Segundo ela, o paciente não dormia havia dias, não parava de falar, orava várias vezes à noite e sentia que tinha uma missão especial de Deus para realizar naqueles dias. Além disso, ministrava palavras proféticas de cura para todos os que cruzavam seu caminho durante o retiro espiritual.

Fátima percebeu que algo estava errado e que toda a euforia do pastor não se tratava de algo espiritualmente saudável, mas de um transtorno mental que estava comprometendo sua vida emocional. Nunca me esqueci dessa história. Lembro-me de que, ao chegar ao sítio onde estavam, deparei-me com um paciente extremamente agitado, que declarava viver um mover de Deus e tentava quebrar meus óculos após declarar uma palavra de cura. Nessa época, eu ainda não tinha operado da miopia.

Com muita dificuldade, conseguimos fazer que a família aceitasse o tratamento médico. Duas semanas depois, o paciente já estava com suas emoções reguladas e tinha poucas lembranças da fase de euforia. Entretanto, em muitos casos e ambientes, pacientes não são tratados e, assim, não alcançam a constância na vida emocional e espiritual. Os ciclos de humor podem comprometer a manutenção de uma vida espiritual saudável.

Em fases de euforia mais brandas, os quadros clínicos não se tornam tão dramáticos ou evidentes. Muitos cristãos podem ter maior disciplina espiritual, vontade de orar, aumento do impulso evangelístico etc. De certa forma, a fase de humor mais elevado pode aumentar transitoriamente a energia e a atividade espiritual.

Como em quase todos os quadros de transtornos bipolares, porém, haverá transição para a fase de depressão, o que ocasiona sintomas muitas vezes graves e incapacitantes. Essa grande montanha russa de emoções faz que muitos doentes tenham uma vida espiritual marcada por frustrações e decepções. Da mesma forma, em muitos quadros, os transtornos bipolares são marcados por euforia ou alegria alternando com depressão. O humor pode ser mais irritado, nervoso e impulsivo, fazendo que muitos sejam rotulados de cristãos difíceis ou de temperamento forte, o que leva ao afastamento e a ministérios abalados.

Quando ocorre na liderança, os quadros assumem dramaticidade e sequelas maiores. É importante compreender que o paciente bipolar pode passar anos sem ter uma crise de euforia ou depressão, o que o leva a suspender o tratamento por achar que está curado. Dificilmente, porém, não ocorrerá episódio de alternância do humor posteriormente. Todo quadro de alteração de humor não deve ser visto como normal, mas tem de ser devidamente encaminhando para tratamento psiquiátrico. Transtornos bipolares demandam tratamento para o resto da vida, mas equilibrar as emoções nesses pacientes é fundamental para o desenvolvimento de uma espiritualidade saudável.

Cada crise de depressão ou euforia faz que o cérebro passe por um processo de desgaste adicional, chamado neuroprogressão. É muito importante o paciente bipolar ter ciência de que cada episódio leva à morte de neurônios, o que compromete de modo importante a saúde mental no longo prazo.

## PRÁTICA 1

### ORAÇÃO

Senhor, ajuda-me a ter domínio próprio e a ter mais controle sobre minhas emoções. Encaminhe-me a buscar ajuda profissional sem preconceito. Que eu não aceite as oscilações de humor como algo normal em minha vida. Transforme minhas emoções e acalma minha mente. Amém.

## PRÁTICA 2

### UM CONCEITO PARA GUARDAR

Você não é seu humor, mas sua vida espiritual também depende dele.

## PRÁTICA 3

Os critérios diagnósticos para o transtorno bipolar no DSM-5 variam de acordo o tipo de transtorno.

**Transtorno bipolar I:**

*Episódio maníaco (nome técnico para fase de euforia)*

- Pelo menos uma semana de humor anormalmente elevado, expansivo ou irritável e aumento anormal de energia ou atividade na maior parte do dia, quase todos os dias.
- Durante o período de alteração de humor, três (ou mais) dos seguintes sintomas (quatro se o humor for apenas irritável) persistentes e representativo da mudança notável do comportamento habitual:

  - Autoestima inflada ou grandiosidade;
  - Redução da necessidade de dormir (por exemplo, sente-se descansado após apenas 3 horas de sono);
  - Mais falante do que o usual ou pressão para continuar falando;
  - Fuga de ideias ou sensação subjetiva de que os pensamentos estão correndo;
  - Distraibilidade (ou seja, a atenção é facilmente desviada para estímulos irrelevantes ou não importantes);
  - Aumento da atividade orientada a objetivos (socialmente, no trabalho ou escola, ou sexualmente) ou agitação psicomotora;
  - Envolvimento excessivo em atividades com alto potencial de consequências dolorosas (por exemplo, compras

desenfreadas, indiscrições sexuais, ou investimentos financeiros insensatos).
- O episódio maníaco é grave o suficiente para causar prejuízo notável no funcionamento social ou ocupacional, ou para necessitar de hospitalização para prevenir danos a si mesmo ou a outros, ou há características psicóticas. O episódio não é atribuível aos efeitos fisiológicos de uma substância (por exemplo, droga de abuso, medicamento) ou a outra condição médica.

*Episódio depressivo maior*

(Para transtorno bipolar I, o episódio não é necessário para o diagnóstico, mas, como afirmei, na maioria dos casos, ocorre. São raros os pacientes que apresentam crises de euforia sem terem episódios depressivos em algum momento.)

Cinco (ou mais) dos seguintes sintomas estão presentes durante o período de duas semanas e representam uma mudança em relação ao funcionamento anterior; pelo menos um dos sintomas é (1) humor deprimido ou (2) perda de interesse ou prazer:

- Humor deprimido na maior parte do dia, quase todos os dias;
- Marcadamente diminuído interesse ou prazer em todas, ou quase todas, as atividades na maior parte do dia, quase todos os dias;
- Perda ou ganho significativo de peso sem dieta, ou diminuição ou aumento do apetite quase todos os dias;
- Insônia ou hipersonia quase todos os dias;
- Agitação ou retardamento psicomotor quase todos os dias;
- Fadiga ou perda de energia quase todos os dias;
- Sentimentos de inutilidade ou culpa excessiva ou inapropriada quase todos os dias;
- Diminuição da capacidade de pensar ou concentrar-se, ou indecisão, quase todos os dias;
- Pensamentos recorrentes de morte (não apenas medo de morrer), ideação suicida recorrente sem um plano específico, ou uma tentativa de suicídio ou um plano específico para cometer suicídio.

**Transtorno bipolar II:**

*Episódio hipomaníaco*

- Ao menos quatro dias consecutivos de humor elevado, expansivo ou irritável, e aumento de atividade ou energia, claramente diferente do humor habitual.
- Três (ou mais) dos sintomas mencionados para mania (ou quatro se o humor for apenas irritável), mas em uma forma menos intensa do que na mania. (Isso é muito importante: pacientes bipolares tipo II podem ter o humor mais irritado do que eufórico.)
- A alteração no comportamento é observável por outros e é diferente do comportamento normal da pessoa.
- O episódio não é grave o suficiente para causar prejuízo notável no funcionamento social ou ocupacional ou para necessitar de hospitalização, e não há características psicóticas.

*Episódio depressivo maior:*

Os mesmos critérios para o episódio depressivo maior do transtorno bipolar I.

**Transtorno ciclotímico:**

- Vários períodos com sintomas hipomaníacos que não satisfazem os critérios para um episódio hipomaníaco.
- Vários períodos com sintomas depressivos que não satisfazem os critérios para um episódio depressivo maior.
- Os sintomas hipomaníacos e depressivos estão presentes por pelo menos 2 anos (1 ano em crianças e adolescentes).

É importante notar que, para todos esses diagnósticos, os sintomas não devem ser mais bem explicados por outro transtorno mental e não devem ser devido a efeitos fisiológicos de uma substância ou outra condição médica. Uma vez feito o diagnóstico de transtorno bipolar, o tratamento será necessário para o resto da vida, e isso deve ser bem discutido entre médico e paciente. O melhor profissional para diagnóstico de transtornos mentais é o médico psiquiatra.

É muito importante que pastores, líderes e conselheiros cristãos estejam atentos acerca da possibilidade de identificarem pessoas em suas comunidades com possíveis alterações de humor e encaminharem para o tratamento adequado.

## PRÁTICA 4

### PERGUNTAS PARA REFLETIR

| | Pergunta | Sim | Não |
|---|---|---|---|
| 1 | Você é uma pessoa que apresenta altos e baixos de humor? | | |
| 2 | Alguém já disse que seu temperamento é muito forte? Você já teve problemas com o temperamento por ser mais irritado, explosivo ou eufórico? | | |
| 3 | Você sente que precisa buscar algo novo e que não consegue ter contentamento com nada? | | |
| 4 | Você tem fases em que seus pensamentos estão muito acelerados e não consegue desligar para dormir? Sente que sua mente está agitadíssima sem que você esteja se sentindo tão ansioso? | | |
| 5 | Você dirige rápido, buzina muito, é agressivo no trânsito em algumas fases da vida? Percebe que, em alguns momentos, você fica mais corajoso(a) e faz coisas sem pensar? Esses episódios duram dias? | | |
| 6 | Você é uma pessoa muito artística, espirituosa e criativa? Sente, às vezes, que tem um motor ligado e fica dias seguidos extremamente eufórico fazendo algo ou criando coisas novas em poucos dias? Você sente que nessas fases, aparentemente, fica mais criativo? | | |
| 7 | Você já experimentou momentos em que bastavam cinco ou seis horas de sono por noite? | | |
| 8 | Você é do tipo tudo ou nada? Extremista demais? Tem fama de ser rancoroso, sistemático, ou de ter temperamento difícil? | | |

| | | | |
|---|---|---|---|
| 9 | Já teve momentos de tristeza, perda de energia e perda de prazer que intercalaram com essas fases de euforia ou agitação? | | |
| 10 | Quando você tem depressão, tem um sono excessivo? Sente-se pesado? Você costuma não ter bons resultados com tratamentos com antidepressivos ou sente que eles deixam você mais agitado? | | |
| 11 | Você já ficou alegre, eufórico, radiante ou muito irritado sem causas aparentes? Seu humor é muito irritado mesmo fora do período pré--menstrual (se mulher)? | | |
| 12 | Já teve momentos que duraram dias de falar muito alto e rápido, e fazer muitos planos? Já se sentiu com uma missão ou aparentemente em um avivamento e, depois, passou a ter uma fase depressiva importante? | | |
| 13 | Você já teve fases da vida em que teve impulsos exagerados sobre comida, sexo, drogas ou compras? | | |
| 14 | Você teve depressão antes dos vinte anos ou depressão pós-parto? | | |

As perguntas anteriores tendem a ser respondidas mais frequentemente como "SIM" se a pessoa tem transtorno bipolar (mesmo uma forma mais "branda"). Obviamente, elas não servem para diagnóstico, que deve ser feito em consulta psiquiátrica, mas são sinais de alerta caso estejam presentes em sua vida

## PRÁTICA 5

Você já teve prejuízos em sua vida social, espiritual ou ocupacional devido às oscilações de humor? Caso sim, é essencial procurar tratamento. Escreva alguma situação em que mudanças de humor trouxeram prejuízo à sua vida.

_____
_____
_____

# 33

# Psicose, possessão e delírios religiosos

> Notícias sobre ele se espalharam por toda a Síria, e o povo lhe trazia todos os que sofriam de vários males e tormentos: endemoniados, epiléticos e paralíticos; e ele os curava. (Mateus 4:24)

Assim como a bipolaridade, a psicose muitas vezes é incompreendida em vários ambientes cristãos. Pacientes em surto psicótico chegam a ser alvo de intervenções de libertação espiritual sem o devido tratamento médico.

Entre todos os tipos de psicose, a esquizofrenia é o transtorno mental mais comum. A esquizofrenia é marcada por perda de contato com a realidade devido ao surto psicótico; alucinações como ouvir vozes e ver coisas inexistentes; falsas convicções, como delírios; pensamento e comportamento anômalo; redução das demonstrações de emoção e dos afetos; diminuição da motivação; piora da função mental, ou seja, da memória, da atenção e da concentração; e problemas de desempenho no ambiente profissional, social, em relacionamentos e no autocuidado.

Os quadros variam em gravidade e modo de apresentação. Meu objetivo é levantar pontos interessantes sobre a necessidade de cuidarmos adequadamente de pacientes psicóticos em nossas comunidades. Nas psicoses, o paciente perde a conexão consigo mesmo e com a realidade, ainda que em vários níveis e tipos diferentes. Um problema importante em relação ao adequado cuidado da esquizofrenia em ambientes cristãos é a tentativa de demonizá-la, ao atribuir fatores espirituais a quadros de disfunções cientificamente identificadas no funcionamento do cérebro.

Regiões específicas do cérebro, chamadas via mesolímbica e mesocortical, têm alterações na transmissão entre os neurônios, relacionadas sobretudo à dopamina, que ocasionam verdadeiros curtos-circuitos que podem produzir alucinações auditivas, visuais, perdas cognitivas, entre outras. Assim, os sintomas para quem está em crise são reais e não adianta negar que ocorrem, pois seria um grande erro. Em ambientes cristãos, não é raro que os surtos sejam vistos como quadros espirituais, o que impede o tratamento adequado.

Não podemos negar que Jesus expulsou vários demônios em seu ministério terreno, bem como a Bíblia deixa claro que ações espirituais têm repercussões no funcionamento emocional de todos nós. As Escrituras nos mostram, por exemplo, que Deus permitiu que o rei Nabucodonosor ficasse psicótico por algum tempo (cf. Daniel 4), para que o nome do Senhor fosse glorificado e a arrogância do rei fosse abatida.

> Não sabemos todos os mistérios da providência divina, mas cremos que Deus segue soberano sobre todos os transtornos mentais.

Um erro relevante no aconselhamento cristão é pegar textos bíblicos que tratam das intervenções espirituais de Deus frente à cura de enfermidades e generalizá-los para todos os quadros. Em Mateus 4:23-24, o texto bíblico nos mostra com clareza que havia distinção entre quem tinha doenças orgânicas e os quadros primariamente espirituais no ministério de Jesus. Desde aquela época, o texto bíblico já nos apontava a necessidade de discernimento:

> Jesus percorreu toda região da Galileia, ensinando nas sinagogas, pregando o evangelho do reino e curando todas as enfermidades e doenças no meio do povo. Notícias sobre ele se espalharam por toda a Síria, e o povo lhe trazia todos os que sofriam de vários males e tormentos: endemoniados, epiléticos e paralíticos; e ele os curava.

Temos uma questão adicional em muitas comunidades que acreditam na possibilidade de um cristão ficar endemoniado, ser possuído por espíritos malignos que afetam sua saúde mental. Como afirmei anteriormente, sim, as forcas espirituais militam contra nossa saúde mental, mas, à luz das Escrituras, onde habita o Espírito Santo não pode habitar um espírito maligno. Acreditar que um cristão possa ficar possesso é desacreditar em um pilar cristão fundamental: nosso corpo está selado com a presença do Espírito Santo e nosso adversário não tem poder para controlar nossa mente nem possuir o corpo de alguém que nasceu de novo.

Todo cristão em surto psicótico deve ser encaminhado para tratamento psiquiátrico adequado. Espiritualizar esses quadros gera diversas tragédias pessoais e familiares. Além disso, muitos pacientes em tratamento psiquiátrico com quadros de psicose estáveis mantêm uma vida espiritual frutífera e ativa. É muito importante que eles sejam incluídos em nossas comunidades com respeito, amor e integração.

Os quadros clínicos podem gerar confusão em muitos cristãos porque os delírios e as alucinações tendem a ter conteúdos religiosos. Por exemplo, na esquizofrenia, os delírios, que são falsas convicções ou má interpretação da realidade, podem aparecer em forma de percepção errada de estar sendo enganado, espionado, perseguido física ou espiritualmente. Muitos pacientes em crise podem sentir-se atacados pelo inimigo espiritual e, desse modo, demorar um longo período para buscar ajuda.

Os pacientes também podem apresentar alucinações que envolvem ouvir, ver, sentir o gosto ou ter a sensação física de coisas que ninguém mais percebe. As alucinações auditivas são, de longe, as mais comuns. Uma grande quantidade de cristãos pode pensar que está ouvindo a voz de Deus ou de alguma força espiritual. Uma paciente pode ouvir vozes que comentem acerca de seu comportamento, que conversem entre si ou que façam comentários críticos, negativos, repreensivos ou abusivos. As alucinações de conteúdo religioso podem ser falsas visões espirituais, levando cristãos piedosos a não compreenderem a necessidade de procurar tratamento psiquiátrico e, assim, recorrem a caminhos de tratamento ineficazes. É necessário que, diante de um surto psicótico, tenhamos o correto discernimento e possamos orientar adequadamente para que o paciente tenha uma remissão o mais breve possível.

Como afirmei, não sabemos todos os mistérios da providência divina, mas cremos que Deus segue soberano sobre todos os transtornos mentais, que não limitam os propósitos do Senhor para cada um de nós. Tenho muitos pacientes com esquizofrenia que conseguem servir a Deus em suas comunidades e são acolhidos com amor e respeito. Há muito para avançarmos no quesito inclusão e nas atitudes durante, de modo que não aconselhemos com palavras que impeçam o tratamento adequado.

## PRÁTICA 1

### ORAÇÃO

Senhor, que o teu Espírito visite meu coração e traga paz.
Ajude-me a, por meio da tua graça e pelo tratamento adequado, melhorar minhas emoções e a manter minha vida equilibrada.
Transforme a minha mente. Amém.

## PRÁTICA 2

### UM CONCEITO PARA GUARDAR

Deus governa sua mente em todos os momentos.

## PRÁTICA 3

Critérios diagnósticos de esquizofrenia.

Creio ser importante colocar estes critérios diagnósticos neste livro para proporcionar uma educação que alerte para a importância de sabermos que esses quadros não são espirituais e devem ter o devido tratamento médico.

No DSM-5, os critérios diagnósticos para esquizofrenia são os seguintes:

*Sintomas característicos:* Dois (ou mais) dos seguintes sintomas, cada um presente durante parte significativa do tempo durante um período de um mês (ou menos, se tratado com sucesso). Pelo menos um desses deve ser (1) Delírios (interpretações falsas da realidade); (2) Alucinações (visuais, auditivas, olfativas etc.); ou (3) Discurso desorganizado (por exemplo, frequente pensamento confuso ou incoerente). Outros são: (4) Comportamento grosseiramente desorganizado ou catatônico; (5) Sintomas negativos, isto é, afeto embotado, alogia (dificuldade de ter ideias ou pensamentos), ou avolição (perda de iniciativa e motivação).

*Disfunção social/ocupacional:* Por um período significativo, desde o início da perturbação, o nível de funcionamento em uma ou mais áreas principais, como trabalho, relações interpessoais ou cuidados pessoais, está marcadamente abaixo do nível alcançado antes do início. Quando o início é na infância ou adolescência, há fracasso em atingir o nível esperado de realização interpessoal, acadêmica ou ocupacional.

*Duração:* Sinais contínuos da perturbação persistem por pelo menos seis meses.

*Exclusão de transtornos do espectro do humor e depressivos:* Se houver um histórico de episódio depressivo maior ou maníaco concorrente com os sintomas da fase ativa, esses episódios foram breves em relação à duração dos períodos de sintomas da fase ativa.

*Exclusão de transtorno do espectro autista e de um transtorno da comunicação da infância:* Se houver um histórico de transtorno do espectro autista ou de um transtorno da comunicação da infância, o diagnóstico adicional de esquizofrenia é feito apenas se delírios ou alucinações proeminentes, além dos outros sintomas requeridos de esquizofrenia, também estão presentes por pelo menos um mês (ou menos, se tratado com sucesso).

*Relação com substâncias/Uma condição médica geral:* A perturbação não é atribuível aos efeitos fisiológicos de uma substância (por exemplo, uma droga de abuso, um medicamento) ou a outra condição médica.

Como dito anteriormente para os outros transtornos mentais, a esquizofrenia deve ser diagnosticada apenas por médicos psiquiatras devidamente treinados.

Caso você identifique alguém em sua família, oriente sobre o adequado tratamento profissional e encaminhe ao médico psiquiatra.

## PRÁTICA 4

### REFLEXÃO 1

Se você está lendo este livro e teve diagnóstico de esquizofrenia, saiba que Deus consegue ler sua mente perfeitamente. Ele compreende suas crises e cumprirá os propósitos que estabeleceu para sua vida. Tenha paz e faça o tratamento adequado.

### REFLEXÃO 2

Se você trabalha com ministérios de aconselhamento cristão, cura interior ou libertação, tome muito cuidado em desestimular o uso de medicamentos em pacientes cristãos com esquizofrenia. Lembre-se de que, ao espiritualizar tudo, você pode impedir que muitos façam o tratamento adequado e acabem tendo repercussões sérias na saúde mental.

Além disso, muitos quadros de surtos psicóticos podem parecer para muitos cristãos quadros espirituais e o não tratamento adequado poderá gerar um sofrimento ainda mais significativo ao paciente.

# 34

# Autismo e neurodivergência

> [...] eu vim para que tenham vida, e a tenham plenamente.
> (João 10:10)

Magno havia conhecido a Cristo um ano antes de nossa consulta. Sua angústia era gerada pelo desejo de experimentar a fé como as outras pessoas uma vez que, constantemente, seu jeito de ser era questionado pela liderança, porque ele foi considerado fechado, pouco afetuoso e metódico demais. Ele se sentia mal por não gostar das atividades em grupo realizadas na igreja.

Reuniões de jovens repletas de estímulos e barulhos causavam-lhe profundo incômodo. Ele pensava que deveria fazer um curso de cura interior para que a alegria cristã, de fato, estivesse presente em sua vida. Sua mãe, cristã de longa data, costumava ouvir: "Seu filho finalmente entregou o coração a Cristo; agora devemos orar para que ele deixe de ser esquisito".

A soma dessas situações fez que ele tivesse constantes crises de fé por aparentemente não conseguir viver a fé cristã como os demais. Por outro lado, ele impressionava quem observava sua capacidade de fazer estudos bíblicos analíticos e de argumentar acerca de pontos centrais da fé mesmo com pouco tempo de discipulado. Era apaixonado por livros de teologia.

Sua vinda ao consultório ocorreu devido ao aumento dos sintomas ansiosos. As demandas impostas pelo círculo do qual participava quase o obrigavam a ser extrovertido, alegre, comunicativo e colaborativo. Ele, então, passou a questionar se realmente era um cristão genuíno.

Depois de alguns atendimentos, minha suspeita foi confirmada: Magno era autista. Nos adultos não diagnosticados na infância, que viveram quase normalmente ao longo da vida, os sintomas de autismo tendem a ser mais leves e menos graves, sendo mais notados na comunicação social e na interação do que no desenvolvimento cognitivo – dificuldades de aprendizagem –, o que torna a descoberta mais difícil.

Saber o diagnóstico deixou Magno aliviado: finalmente ele compreendeu o porquê de não conseguir experimentar interação nos cultos como outras pessoas da comunidade. Foi libertador saber que suas dificuldades de socialização e de aparente falta de conexão com o próximo não significavam que ele não demonstrava compaixão tampouco que vivia uma fé insensível. Foi assim que ele alcançou um nível mais profundo da percepção do amor de Deus, uma vez que a neurodivergência deveria ser compreendida não como barreira, mas como expressão diferente da criação divina.

> A neurodivergência deveria ser compreendida não como barreira, mas como expressão diferente da criação divina.

Neurodivergente refere-se a uma condição em que o funcionamento cerebral difere significativamente do que é considerado típico ou **neurotipicamente** esperado. A **neurodivergência** desafia a ideia de uma norma única para o funcionamento da mente, promove a aceitação e inclusão de todas as formas de cognição e expressão.

Compreender que era autista o fez perceber que o Eterno tinha um tipo de expressão de fé diferente em seu cotidiano, o que não fez que ele abandonasse a igreja, mas procurasse práticas de liturgias de fé que respeitassem sua identidade. Anos depois, Magno criou um programa de inclusão para sua comunidade acolher pessoas atípicas e neurodivergentes; ele se tornou bênção na vida de muitas outras crianças e adultos neurodivergentes.

Existem pontos comuns em adultos com autismo:

> *Dificuldades na interação:* Dificuldade para compreender regras sociais não óbvias; problemas para entender metáforas, piadas ambíguas e ironias; ingenuidade, por não ver malícia ou malandragem em situações que outros percebem com rapidez; dificuldade para entender sinais, como olhares e gestos, que transmitem determinada mensagem; dificuldade para perceber sinais emocionais sutis, ainda que óbvios, como raiva, tédio, alegria e tristeza.

> *Dificuldades na socialização:* dificuldade para demonstrar ou receber afeto; incômodo com proximidade física e demonstrações de carinho, como toque, beijos e abraços de pessoas pouco íntimas; problemas para compreender o abstrato, como sensações e intuições; percepção objetiva e prática da vida; gostar de falar sobre assuntos muito específicos por tempo demasiado; dificuldades para notar sinais de desinteresse da outra pessoa; uso de

linguagem formal e direta, o que parece inadequado ou grosseiro em determinados ambientes e pode se tornar um grande problema se não for compreendido pelas comunidades.

*Dificuldades no funcionamento executivo:* apresenta alta resistência para sair da rotina e fazer algo fora do planejado, o que gera irritação e ansiedade; hiperfoco em assuntos, ferramentas, instrumentos; em alguns casos, desempenho fora da curva em certas atividades (superdotados ou com altas habilidades específicas).

*Alterações na sensibilidade:* incômodo intenso com barulhos e ambientes agitados; restrições alimentares, como não gostar de comida com textura ou gosto diferente do que está acostumado; outras alterações sensoriais, como sensibilidade à luz. O autismo nas comunidades cristãs é ainda um tabu, mas, ao mesmo tempo, um grande campo de evangelismo, inclusão e oportunidades da manifestação de Deus em uma igreja "multiforme".

Nosso grande erro quando lidamos com pessoas autistas em nossas comunidades é não compreendermos que elas poderão viver a fé na comunidade de maneira diferente. Ao tentarmos impor um padrão, não promovemos a inclusão e muitos deixam de congregar ao longo da caminhada. Além disso, falhamos em incluir pais e mães de crianças ou adultos autistas, sendo que muitos são rotulados em suas comunidades como pessoas "estranhas", "esquisitas" e não recebem nenhuma empatia. Pais de crianças autistas chegam a escutar que o quadro se deve a pecado ou maldição. Também recebem orientação para orar buscando de Deus uma "cura".

Comunidades que não incluem deixam de perceber a bondade de Deus manifesta em meio à neurodiversidade.

## PRÁTICA 1

### ORAÇÃO

Senhor, ensina-me a ver que teu amor transpõe toda neurodivergência. Aumente meu amor por aqueles que são diferentes e estão em minha comunidade. Que eu não veja o autismo com o olhar de quem não pode ser usado por ti em inúmeros feitos sobre a terra. Traga paz ao meu coração. Amém.

## PRÁTICA 2

### UM CONCEITO PARA GUARDAR

"Cada um exerça o dom que recebeu para servir aos outros, administrando fielmente a graça de Deus nas suas múltiplas formas". (1Pedro 4:10)

## PRÁTICA 3

O DSM-5 categoriza o autismo dentro de um espectro, conhecido como transtorno do espectro autista (TEA), que abrange condições anteriormente consideradas separadas, como o autismo clássico, a síndrome de Asperger e o transtorno invasivo do desenvolvimento sem outra especificação. O diagnóstico de TEA é feito com base em critérios aplicáveis tanto em crianças como em adultos. A seguir estão os critérios diagnósticos gerais para TEA de acordo com o DSM-5.

Déficits persistentes na comunicação social e na interação social em múltiplos contextos, conforme manifestado pelos seguintes sintomas atualmente ou por histórico (exemplos são ilustrativos, não uma lista exaustiva; veja o texto do DSM-5):

- Déficits na reciprocidade socioemocional; por exemplo, comportamento social anormal para o contexto, falha em iniciar ou responder a interações sociais.
- Déficits em comportamentos de comunicação não verbal usados para interação social; por exemplo, comunicação verbal e não verbal mal integrada, anormalidades no contato visual e na linguagem corporal, ou deficiências na compreensão e uso de gestos.
- Déficits no desenvolvimento, manutenção e compreensão de relacionamentos; por exemplo, dificuldades em ajustar o comportamento para se adequar a diferentes contextos sociais, dificuldades em compartilhar brincadeiras imaginativas ou em fazer amigos, ausência de interesse em colegas.

Padrões restritos e repetitivos de comportamento, interesses ou atividades, manifestados pelos seguintes sintomas, atualmente ou por histórico (exemplos são ilustrativos, não uma lista exaustiva; veja o texto do DSM-5):

- Movimentos motores, uso de objetos ou fala estereotipados ou repetitivos.
- Insistência em igualdade, adesão inflexível a rotinas ou padrões ritualizados de comportamento verbal ou não verbal (por exemplo, extrema angústia em pequenas mudanças, dificuldades com transições, padrões de pensamento rígidos, saudações rituais).
- Interesses muito restritos que são anormais em intensidade ou foco (por exemplo, forte apego ou preocupação com objetos incomuns, interesses excessivamente circunscritos ou perseverantes).
- Hiper ou hiporreatividade a estímulos sensoriais ou interesse incomum em aspectos sensoriais do ambiente (por exemplo, aparente indiferença à dor/calor/frio, resposta adversa a sons ou texturas específicos, cheirar ou tocar excessivamente objetos, fascínio visual por luzes ou movimento).

Os sintomas devem estar presentes no início do período de desenvolvimento. Contudo, podem não se tornar totalmente manifestos até que as demandas sociais excedam as capacidades limitadas, ou podem ser mascarados por estratégias de aprendizado mais tarde na vida. Os sintomas causam prejuízo clinicamente significativo no funcionamento social, ocupacional ou em outras áreas importantes do funcionamento atual. As perturbações não são mais bem explicadas por deficiência intelectual, como transtorno do desenvolvimento intelectual ou por atraso global do desenvolvimento. A deficiência intelectual e o transtorno do espectro autista frequentemente coexistem; para fazer comorbidades diagnósticas de transtorno do espectro autista e deficiência intelectual, a comunicação social deve estar abaixo do esperado para o nível geral de desenvolvimento.

Embora a apresentação de autismo possa variar consideravelmente entre crianças e adultos, os critérios diagnósticos são aplicados da mesma maneira em todas as idades. No entanto, a identificação de TEA em adultos pode ser mais desafiadora devido a uma variedade de fatores que incluem o desenvolvimento de estratégias compensatórias, menor visibilidade dos sintomas em contextos controlados ou presença de comorbidades psiquiátricas que podem mascarar ou confundir a apresentação clínica do autismo – como transtornos de humor, fobia social, transtornos de ansiedade, transtornos de personalidade etc.

## PRÁTICA 4

Considere as perguntas a seguir que podem mostrar dicas importantes sobre a possibilidade de autismo em adultos. Lembre-se de que são apenas perguntas genéricas e que um diagnóstico somente pode ser adequadamente feito por um psiquiatra treinado.

*Comunicação e interação social*

| Pergunta | Sim | Não |
|---|---|---|
| Você tem dificuldade em entender o que as pessoas esperam de você em situações sociais? | | |
| Você acha difícil iniciar ou manter uma conversa? | | |
| Você sente que muitas vezes não compreende sarcasmo, metáforas ou expressões idiomáticas que outras pessoas usam automaticamente? | | |
| As pessoas comentam que você usa uma linguagem formal ou diferente da maioria das pessoas? | | |
| Você prefere passar tempo sozinho ou acha estressante participar de interações sociais? | | |

*Comportamentos repetitivos e interesses restritos*

| Pergunta | Sim | Não |
|---|---|---|
| Seus hobbies ou interesses são muito intensos ou focados em comparação com as pessoas que você conhece? | | |
| Você segue uma rotina diária ou semanal rigorosa e fica incomodado quando é interrompido? | | |

| | Sim | Não |
|---|---|---|
| Você realiza movimentos repetitivos, como balançar as mãos, balançar o corpo ou fazer outros gestos quando está ansioso ou animado? | | |

### *Sensibilidade sensorial:*

| Pergunta | Sim | Não |
|---|---|---|
| Você é particularmente sensível a sons, luzes, texturas ou cheiros? | | |
| Você tende a ficar sobrecarregado em ambientes com muitos estímulos sensoriais – como shoppings, concertos ou festas? | | |

### *Habilidades de adaptação e funcionamento diário*

| Pergunta | Sim | Não |
|---|---|---|
| Você lida bem com mudanças inesperadas na sua rotina ou no seu dia a dia? | | |
| Você tem dificuldade em organizar tarefas domésticas ou gerenciar suas finanças? | | |

### *Desenvolvimento e história infantil*

| Pergunta | Sim | Não |
|---|---|---|
| Você teve algum atraso no desenvolvimento da linguagem ou das habilidades motoras quando criança? | | |
| Você interagia bem com outras crianças e com adultos quando era mais jovem? | | |

### *Relacionamentos e empatia*

| Pergunta | Sim | Não |
|---|---|---|
| Você tem dificuldade em entender como os outros estão se sentindo ou em ver as coisas do ponto de vista deles? | | |
| Você já foi descrito como insensível ou desapegado emocionalmente, mesmo quando não foi sua intenção? | | |

É importante ressaltar que a presença de um ou mais desses sinais não é suficiente para o diagnóstico de TEA, pois muitas das características do TEA podem sobrepor-se às de outros transtornos ou serem características de personalidade individual não patológica. A avaliação completa feita por um profissional especializado é essencial para um diagnóstico apropriado.

## PRÁTICA 5

Escreva como é a inclusão de pessoas atípicas em sua igreja.

_____
_____
_____
_____
_____

## PRÁTICA 6

Escreva uma oração pedindo a Deus que direcione sua vida em relação ao cuidado de pessoas atípicas.

_____
_____
_____
_____
_____

# 35

# Deficiências intelectuais e manifestações de graça

> Pois pela graça vocês são salvos, por meio da fé, e isto não vem de vocês, é dom de Deus. (Efésios 2:8)
>
> O homem natural não aceita as coisas que vêm do Espírito de Deus, pois para ele são loucura; não é capaz de entendê-las, porque elas são discernidas espiritualmente. (1Coríntios 2:14)

Quem pode salvar a si mesmo? Como poderíamos compreender o Senhor se ele não se revelasse a nós por sua graça e misericórdia?

Muitas vezes pensamos que o conhecimento de Deus depende de nosso intelecto ou de nossa capacidade cognitiva, mas o Espírito Santo não está sujeito às limitações humanas para revelar os mistérios divinos. Meu filho mais velho, Tiago, com síndrome de Down, tem graves deficiências cognitivas. Enquanto escrevo este livro, ele tem 10 anos e não consegue ler, escrever, além de se comunicar com frases curtas e ter repertório vocabular limitado. Minhas filhas, Laura e Ana, têm neurodesenvolvimento normal.

Nas deficiências intelectuais, há atraso no desenvolvimento, dificuldades de aprendizado e na realização de tarefas do dia a dia, bem como para interagir com o meio em que se vive. O quadro se inicia antes dos 18 anos e prejudica a capacidade adaptativa ao longo da vida. Essas habilidades estão ligadas a inteligência, atividades que envolvem raciocínio, resolução de problemas e planejamento, entre outras coisas. Muitas deficiências intelectuais são oriundas de problemas durante a gestação ou de síndromes genéticas.

Um grande equívoco no meu discipulado cristão com meus filhos seria pensar que Tiago precisa de mais graça de Deus para ser salvo e glorificar ao Senhor por sua vida do que suas irmãs.

Atendo muitos pais de cristãos com deficiências intelectuais angustiados com a possibilidade de seus filhos não compreenderem o evangelho e não serem salvos. Há, também, um número ainda maior de cristãos que têm diversos transtornos mentais ou doenças neurológicas que comprometem a atenção, o foco, a concentração e a aprendizagem. Por não conseguirem sequer desenvolver uma leitura bíblica considerada mais eficaz, muitas vezes caem em processo ansioso e depressivo de achar que não estão progredindo espiritualmente.

Existe, ainda, grande julgamento de que seria impossível alguém com deficiência intelectual ser salvo ou manifestar frutos espirituais estáveis ao longo da vida. Esse problema ocorre por pensarmos que podemos ter algum conhecimento de Deus por meio de nossa mente, nosso conhecimento, esforço ou capacidade cognitiva. O agir divino não pode ser limitado por eventuais comprometimentos das capacidades de aprendizado humanas. Não devemos subestimar a rica e gloriosa manifestação de Deus na vida de quem tem comprometimento cognitivo, seja leve, seja moderado ou grave.

> Por trás de alguém com uma deficiência incompreensível aos homens, há uma vida espiritual na qual Deus age.

Tenhamos em mente que nenhum homem por si só pode ser salvo. A salvação não tem nenhum mérito humano, é pela graça que nós somos salvos. A capacidade de crer nos é concedida gratuitamente pela revelação do Espírito Santo, que nos faz nascer de novo e habita em nosso coração. Pessoas com deficiências intelectuais, tais como síndrome de Down, autismo grave, retardo mental, alterações cromossômicas, condições genéticas, sequelas de doenças infecciosas, entre outras, precisam da mesma medida da graça salvadora que todos os que não têm nenhum tipo de deficiência intelectual evidente.

A ação de Deus é igual: somente pela graça vamos perseverar em Cristo até nossa morte e ressurreição. Ainda que exteriormente – por meio da linguagem etc. – não possamos perceber uma ação espiritual evidente, não significa que o Espírito Santo não habite em corações que julgamos fracos e imperfeitos. A Bíblia nos afirma: "Mas Deus escolheu os que são loucos para o mundo a fim de envergonhar os sábios e escolheu os que são fracos para o mundo a fim de envergonhar os fortes" (1Coríntios1:27).

Nestes anos todos de consultório, vi diversos testemunhos de como a graça divina se manifestou naqueles com deficiências intelectuais graves ou transtornos mentais que comprometiam a cognição. O Espírito Santo sela corações e manifesta seus frutos muito além das percepções sensoriais humanas. Por trás de alguém com uma deficiência incompreensível aos homens, há uma vida espiritual na qual Deus age, mantém e aperfeiçoa para sua glória, mesmo que transponha a razão humana.

Todo conhecimento do Senhor é revelado e as coisas espirituais se discernem espiritualmente. Se você tem algum tipo de deficiência intelectual ou convive com alguém com o quadro, saiba que Deus vê a natureza criada sob sua perspectiva, não sob a nossa: "O Senhor não vê como o homem: o homem vê a aparência, mas o Senhor vê o coração" (1Samuel 16:7).

## PRÁTICA 1

### ORAÇÃO

Senhor, permita-me ver as pessoas e a mim mesmo com os teus olhos. Traga ao meu coração que teu Espírito não está limitado à mente humana. Mostre-me que pessoas especiais, déficits cognitivos graves e todos os seres humanos também são instrumentos do Senhor para tua glória. Que eu possa ter a certeza de que teu Espírito habita em corações que julgamos imperfeitos.

## PRÁTICA 2

### UM CONCEITO PARA GUARDAR

Não há limitação intelectual à ação de Deus.

# 36

# A depressão e o desejo de desistir

e entrou no deserto, caminhando um dia. Chegou aonde havia uma giesta, sentou-se debaixo dele e orou, pedindo a morte: "Já tive o bastante, Senhor. Tira a minha vida; não sou melhor do que os meus antepassados." (1Reis 19:4)

Por que saí do ventre materno? Só para ver dificuldades e tristezas, e terminar os meus dias na vergonha? (Jeremias 20:18)

Abordei extensivamente o tema depressão em meus outros livros. É essencial, porém, compreendermos como a depressão rouba nossa identidade, estabilidade emocional e nos faz pensar em desistir até de servir a Deus.

A depressão é marcada por humor deprimido (triste), perda de energia, perda de interesse, perda de prazer e muitas vezes alterações de sono (insônia, sonolência) e apetite (aumento ou ganho de peso). Da mesma forma, ela pode comprometer atenção, concentração, memória e levar à redução da imunidade.

Ao contrário do que muitos pensam, porém, é fácil identificar nas páginas da Bíblia fiéis piedosos que passaram por momentos depressivos significativos. É certo que não podemos afirmar a existência do episódio depressivo (nos moldes da psiquiatria atual) porque não temos uma evolução de tempo que possibilite uma precisão diagnóstica. Além disso, as Escrituras não se propõem a abordar a saúde mental, mas a apresentar o testemunho divino do relacionamento de Deus com os homens.

Nesse relacionamento, a Palavra nos mostra em várias ocasiões o quanto a tristeza faz parte da existência humana. Infelizmente, a ênfase teológica atual é a de bem-estar, felicidade e empoderamento humano, de tal modo a esconder e inibir a expressão de tristeza em nossa espiritualidade. Por esse motivo, é impressionante e confortante ler que homens devotos como Elias, Jeremias, Davi e tantos outros tiveram momentos depressivos significativos na jornada de fé e no relacionamento com Deus. Muitos desses homens descritos nas Escrituras, em algum momento, pensaram em desistir, questionaram seus chamados, outros até pediram para morrer.

Você já esteve a ponto de pedir ao Senhor para levá-lo? Você alguma vez questionou se o Pai ainda contava sua atuação durante um momento de tristeza extrema? Você já se puniu por sentir-se triste enquanto muitos dizem que a vida cristã não permite sentir tristeza extrema? Saiba que as Escrituras nos mostram claramente ser possível andar com Deus, viver milagres, ouvir a voz divina claramente e também ter momentos depressivos.

> A Palavra nos mostra em várias ocasiões o quanto a tristeza faz parte da existência humana.

Lembro-me de que, quando comecei o consultório de psiquiatria, em 2006, uma das minhas primeiras pacientes foi uma missionária que tinha acabado de voltar de um tempo de serviço na África. Em quase uma década, ela presenciou grandes milagres, liderou uma missão de educação para crianças e realizou diversos projetos evangelísticos com sucesso. Entretanto, após a menopausa, começou a apresentar tristeza, perda de energia e de prazer. As dificuldades do campo missionário também tinham exercido uma carga de estresse significativa, e isso tudo se somou a uma liderança muito abusiva no Brasil.

Quando sua produtividade caiu, ela começou a perder a energia e o foco nas atividades ministeriais. Também apresentou tristeza e crises de choro recorrentes que começaram a prejudicar o ministério. Quando decidiu comunicar aos seus líderes que estava emocionalmente doente, foi desligada do ministério e orientada a voltar ao Brasil sem qualquer suporte emocional ou financeiro.

Anos depois, atendi um pastor que estava em depressão profunda e o orientei a se afastar do trabalho por meio de um atestado médico. Minha surpresa foi a resposta do presbitério: "Pastor, compreendemos sua depressão, mas o senhor é pago para estar bem e ser pastor". No final daquele ano, ele foi desligado da igreja em que era pastor titular.

Presenciei a reconstrução ministerial desses dois irmãos e os dois estão no momento sem sintomas depressivos e restabeleceram a vida. Em igrejas com a espiritualidade doente e marcadas por serem tóxicas, cristãos são descartados quando vivenciam quadros depressivos.

Em uma época marcada pela produtividade tóxica e pela felicidade como bem de consumo, há cada vez menos espaço para quem esteja em momentos de tristeza, crises de fé ou até pedindo para o Senhor recolher. A boa notícia é que Deus não descarta pessoas. Elias, Jeremias e tantos outros seguiram a vida com o Criador. Ele compreende que, no meio da tristeza, das crises de fé e identidade, amamos e desejamos a presença divina.

Se você faz parte de uma comunidade de fé que não compreende que um cristão pode ter depressão, é tempo de você buscar uma espiritualidade emocionalmente saudável.

## PRÁTICA 1

### ORAÇÃO

Senhor Deus, sinto-me triste, sem energia nem prazer. Compreendo que conheces meu coração e sabes dos meus sentimentos. Neste dia, que teu Espírito renove meu coração, sare minhas feridas e me tire da depressão. Restaura meu corpo, transforma minhas emoções e me traga novas experiências com teu Espírito.

## PRÁTICA 2

### UM CONCEITO PARA GUARDAR

Você pode ter experiências com Deus e *também* ter depressão.

## PRÁTICA 3

Responda às perguntas listadas a seguir. Elas podem ajudar você a identificar se está passando por um episódio de depressão:

### 1. Humor

| Pergunta | Sim | Não |
|---|---|---|
| Nos últimos dias ou semanas, você tem se sentido triste, deprimido ou sem esperança? | | |
| Você tem menos interesse ou prazer em fazer coisas que normalmente gostava? | | |

## 2. Energia e sono

| Pergunta | Sim | Não |
|---|---|---|
| Você tem sentido falta de energia ou cansaço quase diário? | | |
| Sua rotina de sono mudou? Você está tendo dificuldade para dormir ou está dormindo muito mais do que o usual? | | |

## 3. Pensamento e concentração

| Pergunta | Sim | Não |
|---|---|---|
| Você tem dificuldade para se concentrar em coisas como ler o jornal ou assistir à televisão? | | |
| Você se sente indeciso ou acha que sua capacidade de tomar decisões diminuiu? | | |

## 4. Autoimagem e autoestima

| Pergunta | Sim | Não |
|---|---|---|
| Você se sente inútil ou tem sentimentos excessivos de culpa? | | |
| Você tem pensado muito sobre seus fracassos ou se culpa excessivamente pelo que não saiu como esperado? | | |

## 5. Peso e apetite

| Pergunta | Sim | Não |
|---|---|---|
| Você notou mudanças significativas não intencionais no seu apetite ou peso? | | |
| Você tem comido muito mais ou muito menos do que o normal? | | |

## 6. Comportamento psicomotor

| Pergunta | Sim | Não |
|---|---|---|
| Outras pessoas comentaram ou você notou que está se movendo ou falando mais devagar? | | |

| Ou, pelo contrário, você está inquieto, se mexe muito e é incapaz de ficar parado? | | |

### 7. Pensamentos de morte ou suicídio

| Pergunta | Sim | Não |
|---|---|---|
| Você tem pensado em morte ou suicídio? | | |
| Você já pensou em como faria para se machucar? | | |

### 8. Impacto no funcionamento diário

| Pergunta | Sim | Não |
|---|---|---|
| Como os problemas têm afetado suas atividades diárias, seu trabalho ou seus relacionamentos? | | |
| Você tem evitado atividades sociais ou trabalho por seus sentimentos? | | |

A presença de cinco ou mais desses sintomas durante um período de duas semanas pode indicar que você esteja passando por um episódio de depressão. Reforço que essas perguntas são apenas um direcionamento e que você deve se consultar com um profissional de saúde mental caso reconheça os sintomas e tenha sua qualidade de vida prejudicada.

## PRÁTICA 4

Você já pensou em desistir ao longo de sua caminhada cristã? Você já se identificou com Elias ou Jeremias, pensando em parar sua vida com Deus, ou chegou ao ponto de pedir ao Senhor que o leve para o céu? Escreva uma oração a Deus sobre isso.

_____
_____
_____

## PRÁTICA 5

Procure ajuda médica especializada caso você tenha sintomas depressivos.

# 37

# A ansiedade que nem sempre é pecado

> Estando angustiado, ele orou ainda mais intensamente, e o seu suor era como gotas de sangue que caíam no chão. (Lucas 22:44)

A demonização da ansiedade e sua transformação em pecado talvez seja um dos maiores pontos cegos de algumas tradições cristãs. Apesar de chegarem a aceitar tristeza, angústia e sintomas depressivos como parte da fé cristã, quando falamos de ansiedade, traduzem-na como pecado, falta de fé ou falta de comunhão com Deus.

Certa vez tratei um pastor cuja comunidade era especializada em campanhas de oração, atos proféticos e orações em busca de milagres. Apesar de algumas excrescências teológicas, ele era um homem dedicado à oração e fervoroso. Contudo, havia um problema evidente: para ele, toda ansiedade era pecado.

O conceito começou a mudar em sua mente quando, após um período de estresse longo e significativo em sua família, ele teve de ir ao hospital com falta de ar, coração acelerado, aperto no peito, sensação de abafamento e medo de morrer. Direcionado ao cardiologista de plantão, fez todos os exames e teve resultados normais. No pronto atendimento, ele foi encaminhado para consulta psiquiátrica.

Para ele, essa indicação era um grande problema, já que considerava todo tipo de ansiedade falta de fé. Diante de crises de ansiedade agudas recorrentes, conhecidas como crises de pânico, ele não teve alternativa. A ansiedade estava roubando sua qualidade de vida e produzindo um medo desproporcional de ter novas crises.

No lugar da fé, sua mente era tomada por medo do medo, ou seja, tinha um receio enorme de passar mal em qualquer lugar. Depois de algumas semanas de tratamento, ele estava reabilitado, sem crises, com a vida ministerial normalizada e glorificava a Deus pelo tratamento recebido.

A ansiedade é inerente ao ser humano. Temos níveis de ansiedade normais que nos impulsionam a resolver problemas, a nos preparar para situações que teremos de enfrentar e a aumentar a produtividade. Sem ansiedade não podemos viver e produzir adequadamente. Nosso corpo tem doses normais de ansiedade diárias e fundamentais para nosso equilíbrio emocional. Se você afirma que toda ansiedade é pecado, deve também afirmar que toda dor é pecado, que toda tristeza é pecado etc.

Além da ansiedade normal, temos a ansiedade patológica, aquela que nos faz sofrer mais do que deveríamos, pois hiperdimensionamos as situações para pior, vemos riscos inexistentes e apresentamos sintomas físicos como taquicardia, falta de ar, aperto no peito e sensação de abafamento. O problema da espiritualidade que não é emocionalmente saudável é ignorar que há ansiedade normal e patológica. Também demoniza ou insiste em tornar qualquer sintoma ansioso ou crise ansiosa como pecado, falta de fé ou falta de comunhão com Deus, o que aumenta ainda mais os sintomas.

Se ficarmos ansiosos por achar que não temos fé ou que não cremos em Deus, como se diz na linguagem popular, tentamos dobrar a meta de autocobrança. Ou forçamos a fé na fé ou ficamos frustrados pela tentativa de inibir os sintomas profetizando que não existem, mas é apenas um modo de se enganar. Todo este caminho vai aumentar a ansiedade e a cobrança, tornando-nos frustrados e esgotados.

A ansiedade ainda pode vir acompanhada de pensamentos negativos, intrusivos e obsessivos, com medos irreais da realidade. Diante disso, muitos cristãos passam a viver uma vida espiritual repleta de cobrança, culpa e tensão por não compreenderem que os pensamentos são originários de uma mente ansiosa, não de conceitos em que de fato acreditam ou desejam. Quando compreendemos que nossa mente produz pensamentos que não gostaríamos de ter, experimentamos graça e paz para nos aproximarmos de Deus em oração certos de que ele, ao ler nosso coração, sabe separar com exatidão o nosso pensamento dos produzidos pela mente ansiosa. Para tanto, é preciso desconstruir a espiritualidade doentia.

Sempre digo a meus pacientes: "Se eu, que sou médico, consigo compreender que seus pensamentos ansiosos, seus medos exagerados e seus sintomas físicos ocorrem pela ansiedade, você acha que o Deus que criou todas as coisas não sabe discernir esses pensamentos em nível extremamente maior do que o meu?" Essa fala é libertadora para muitos cristãos. A fé saudável entende que a queda afetou nossa regulação da ansiedade e fez que ela venha muito maior do que o necessário em muitos momentos. Ela também nos ensina que somente na eternidade, em um mundo totalmente redimido e plenamente perfeito em Deus, nos tornaremos totalmente livres da ansiedade.

As Escrituras nos orientam claramente a não andarmos ansiosos (Filipenses 4:6), mas não corrobora o ensino de que, em um mundo caído, com o corpo ainda não redimido, não passaremos por crises ou pensamentos ansiosos ao longo da vida. É necessário separar a ansiedade como transtorno mental de uma preocupação crônica que nos impede de crer na providência do Senhor em nossos dias.

A fé saudável nos oferece a providência de Deus como o remédio correto frente às preocupações que temos todos os dias, mas não demoniza ou aumenta nossa culpa quando passamos por ansiedade. No Getsêmani, Jesus transpirou sangue, o que somente ocorre em uma reação aguda a um grande estresse. Os circuitos de ansiedade de Jesus existiam como em qualquer um de nós, e ele sabe exatamente como funciona a mente humana.

## PRÁTICA 1

### ORAÇÃO

Senhor Deus, reconheço que nem toda ansiedade é pecado. Sei que posso senti-la sem que signifique que eu não te amo ou não desejo seguir teus caminhos. Peço-te que, cada dia mais, tu reveles para mim tua providência, tua bondade e teu cuidado. Submeto os meus pensamentos ansiosos a ti, não como um filho cheio de culpa, mas convicto de que tu conheces todos os meus pensamentos. Que o teu amor inunde meu coração e eu não tenha mais culpa por minhas crises de ansiedade. Que uma fé saudável, que busque e confie progressivamente em ti, seja gerada em meu coração. Amém.

## PRÁTICA 2

### UM CONCEITO PARA GUARDAR

A fé saudável é um remédio para a ansiedade, mas a espiritualidade doentia a piora.

## PRÁTICA 3

Os dois principais tipos de transtornos de ansiedade são o transtorno do pânico e o transtorno de ansiedade generalizada.

As perguntas a seguir podem ajudar você a identificar se já teve crises de pânico e precisa de ajuda médica para tratamento.

### Sobre ataques de pânico

| Pergunta | Sim | Não |
|---|---|---|
| Você já experimentou episódios súbitos de medo intenso ou desconforto que alcançaram um pico em poucos minutos? | | |
| Durante esses episódios, você sentiu sintomas físicos como palpitações cardíacas, suor, tremores, dificuldade para respirar, sensação de sufocamento ou dor no peito? | | |
| Você já se sentiu tonto, instável, teve medo de perder o controle ou de enlouquecer durante esses episódios? | | |
| Você já teve sensações de formigamento, calafrios ou ondas de calor associadas a esses momentos de medo intenso? | | |

### Frequência e duração

| Pergunta | Sim | Não |
|---|---|---|
| Os ataques acontecem com frequência? | | |
| Você tem esses ataques de pânico há muito tempo? | | |

### Preocupação e comportamento

| Pergunta | Sim | Não |
|---|---|---|
| Você tem preocupação recorrente com a possibilidade de ter outros ataques? | | |
| Você se preocupa com as implicações ou consequências dos ataques, como perder o controle, ter um ataque cardíaco ou enlouquecer? | | |

## Mudanças comportamentais relacionadas

| Pergunta | Sim | Não |
|---|---|---|
| Você mudou algum aspecto do seu comportamento devido aos ataques? | | |
| Por exemplo, evita lugares, situações ou atividades por medo de desencadearem outro ataque de pânico? | | |

## Impacto no funcionamento

| Pergunta | Sim | Não |
|---|---|---|
| Os ataques ou o medo de novos ataques afetam sua rotina, trabalho, estudos ou relacionamentos? | | |

## Duração do transtorno

| Pergunta | Sim | Não |
|---|---|---|
| Você tem se sentido assim há muito tempo? | | |
| Os ataques de pânico ou a preocupação com eles persistem por meses? | | |

Caso o sofrimento seja significativo ou os ataques de pânico interfiram na sua qualidade de vida, é muito importante buscar a ajuda de um profissional de saúde mental. Crises de pânico também podem prejudicar sua vida espiritual, uma vez que muitos podem deixar de ir à igreja por medo de ter crises de ansiedade.

# PRÁTICA 4

O transtorno de ansiedade generalizada (TAG) é caracterizado por ansiedade e preocupação persistentes e excessivas acerca de diferentes eventos ou atividades, desproporcionais em relação à realidade dos eventos.

As perguntas a seguir podem ajudar a identificar se você está com um quadro de ansiedade patológica chamada transtorno de ansiedade generalizada (TAG).

## Natureza da preocupação

| Pergunta | Sim | Não |
|---|---|---|
| Você está constantemente preocupado com vários aspectos de sua vida, como saúde, trabalho, relacionamentos ou finanças, ainda que não haja razão significativa para isso? | | |
| Você acha difícil controlar essa preocupação ou sente que sua ansiedade é incontrolável? | | |

## Duração e frequência

| Pergunta | Sim | Não |
|---|---|---|
| Por muito tempo você se sente ansioso? Essas preocupações ocorrem na maioria dos dias por pelo menos seis meses? | | |
| Você se sente ansioso a maior parte do tempo? | | |

## Sintomas físicos

| Pergunta | Sim | Não |
|---|---|---|
| Você sente sintomas físicos como fadiga, tensão muscular, dificuldade para dormir, inquietação, irritabilidade ou problemas de concentração associados à ansiedade? | | |
| Esses sintomas físicos são persistentes e/ou perturbadores? | | |

## Impacto no funcionamento diário

| Pergunta | Sim | Não |
|---|---|---|
| Sua ansiedade ou preocupação afetam seu desempenho no trabalho, escola ou em outras atividades importantes? | | |
| Você evita certas situações ou atividades devido à ansiedade? | | |

*Ansiedade em vários contextos*

| Pergunta | Sim | Não |
|---|---|---|
| Você se preocupa excessivamente com diversos tópicos, situações ou atividades? | | |
| Suas preocupações estão associadas a diferentes aspectos da sua vida, como desempenho no trabalho ou escola, saúde, segurança de entes queridos, ou questões financeiras? | | |

Se você respondeu "Sim" para a maioria das perguntas anteriores, há grandes chances de estar em um quadro de transtorno de ansiedade generalizada (TAG). Os sintomas devem estar presentes na maioria dos dias nos últimos seis meses. A ansiedade é uma resposta normal ao estresse e pode ser transitória; o TAG é diferenciado por ser uma condição de ansiedade crônica e excessiva. Se a pessoa apresentar sintomas que interferem significativamente em sua capacidade funcional no dia a dia, é importante buscar avaliação e tratamento com um profissional de saúde mental.

## PRÁTICA 5

Você já escutou que toda ansiedade é pecado? Existem três tipos de ansiedade: a normal, a patológica e aquela que deriva de uma falta de confiança na providência de Deus de maneira consistente e deliberada. Como cristão, em algum momento, você já foi julgado por estar ansioso? Escreva uma oração a Deus para que ele ajude você a vencer a ansiedade.

_____
_____
_____

Ciente de que é possível ser cristão e ter ansiedade sem estar em pecado, como você enxerga sintomas ansiosos à luz de uma espiritualidade saudável? Essa verdade acalma seu coração? Escreva sobre isso.

_____
_____
_____
_____

# 38

# As demências e a perseverança dos santos

Uma vez que Deus quis mostrar de forma bem clara a natureza imutável do seu propósito para os herdeiros da promessa, ele o confirmou com juramento. (Hebreus 6:17)

As minhas ovelhas ouvem a minha voz; eu as conheço, e elas me seguem. Eu lhes dou a vida eterna, e elas jamais perecerão; ninguém as poderá arrancar da minha mão. O meu Pai, que as deu para mim, é maior do que todos; ninguém as pode arrancar da mão de meu Pai. (João 10:27-29)

Uma das doutrinas mais belas da fé cristã é a perseverança dos santos. Ela é terapêutica, acalma nosso coração e gera em nós a certeza de que as crises emocionais e a crítica da realidade comprometida não vão impedir o agir de Deus em nós, tampouco vão afetar nossa salvação.

Não há transtorno mental capaz de nos roubar a presença do Espírito Santo, que foi instalada em nós pelo novo nascimento. Essa verdade é libertadora. Muitas vezes, encontraremos ou lidaremos com pessoas com transtornos mentais que, de maneira transitória ou permanente, afetarão nossa exata compreensão da realidade. Não podemos perder de vista a preciosa ideia de que Deus não é refém de nossa mente.

Quando eu estava no começo da prática psiquiátrica, atendi um caso muito interessante que exemplifica a situação. Luanda, uma paciente de 25 anos, foi trazida ao consultório pela família com alterações de comportamento marcadas por aumento do desejo sexual, mudança de hábitos alimentares (passou a comer mais doces), desinibição e irritabilidade. O quadro clínico tinha começado meses após uma queda de bicicleta que, na época, não causou sintomas específicos que demandassem algum tipo de investigação adicional. Como esses comportamentos não existiam antes do acidente, porém, e Luanda era uma cristã que mantinha a pureza sexual como algo intrínseco à sua prática de fé, por prudência, solicitei um exame de imagem, uma ressonância magnética.

O resultado mostrou que ela tinha uma lesão compatível com uma sequela do trauma craniano no lobo frontal do cérebro. De maneira grosseira e simplista, essa é uma das regiões do cérebro responsáveis por frear nossos comportamentos. Uma das coisas mais intrigantes para os familiares era que, antes do trauma, Luanda era extremamente comportada nos relacionamentos afetivos. Já depois do trauma, começou a ficar desinibida e a se envolver com diversos parceiros mesmo sendo cristã. É impressionante como ainda sabemos tão pouco sobre o cérebro, mas é inegável que muitos de nossos comportamentos ao longo da vida se devem a alterações no funcionamento cerebral das quais a ciência sequer tem informações precisas.

Não somos somente nosso cérebro, mas, como disse anteriormente, o nosso funcionamento biológico exerce um papel importante na expressão de nossas emoções.

Ao compreendermos melhor como nossas emoções podem ser reféns do cérebro, devemos aumentar a confiança de que Deus consegue nos interpretar conforme cada estágio de nossa existência, compreender sempre o que é físico, emocional ou espiritual em perfeita percepção. A justificação em Cristo nos redime dos efeitos do pecado somente em nossa natureza espiritual – nascemos de novo no Espírito –, uma vez que não teremos a restauração plena do nosso corpo e das nossas emoções nesta terra. Quando nosso corpo e mente falham devido a algum transtorno neuropsiquiátrico, devemos ter a convicção de que Deus mantém a fé em nosso coração por meio do Espírito, seja por tempo transitório ou permanente que nossa vida emocional esteja alterada. Esse é o motivo de a perseverança dos santos ser um dos assuntos mais libertadores para qualquer cristão.

A perseverança dos santos afirma que os salvos continuarão na trilha da salvação para sempre – por serem objeto do eterno decreto da salvação e por serem objeto da expiação e justificação dos pecados realizada por Cristo –, visto que o mesmo poder de Deus que os salvou os preservará e santificará até o final. A ação de Deus é a única causa de sermos salvos e nos mantermos salvos.

Os cristãos podem se distanciar de Deus; entretanto, a doutrina da perseverança diz que o verdadeiro crente não ficará afastado para sempre. Se o fizer, deve questionar se teve um encontro real com Cristo. Todo cristão que um dia nasceu de novo voltará à casa do Pai. Como é atribuído ao famoso teólogo Charles Spurgeon, "as ovelhas podem colocar os pés na lama, mas só os porcos rolam nela". Assim, ao dizermos "uma vez salvo, salvo para sempre", afirmamos que é impossível nascer de novo no Espírito e perder o novo nascimento. Deus faz que o salvo se mantenha salvo até o fim. Esse conceito é aceito com maior facilidade pelos irmãos de confissão reformada de fé cristã. Entretanto, para outros, o conceito é carregado de dúvidas. Penso que a perseverança dos santos é uma das verdades bíblicas mais terapêuticas para nossa reflexão ao longo da caminhada cristã.

É relevante, quando falamos de fé saudável, a capacidade de crítica da fé, uma vez que alguns transtornos mentais podem afetar a percepção da realidade. Também é importante lembrar que transtornos mentais podem afetar o comportamento ao ponto de abalar convicções que são verdadeiros pilares. Como afirmei ao me referir às deficiências intelectuais, a ação divina não depende de nossa cognição, o que é muito importante quando falamos sobre manutenção da salvação.

Feliciano tinha 80 anos e era teólogo, filósofo e autor de vários livros cristãos. Havia sido professor exemplar para pastores e líderes. No ano que me procurou, havia começado a ficar irritado, impaciente e a ter um comportamento sexual inadequado. Diferentemente do que fizera anteriormente na vida, estava mais erotizado e fazia piadas sexuais incomuns ao seu vocabulário. Além disso, tinha mudado de padrão alimentar, estava mais desinibido e com humor mais exaltado. Depois de um exame de ressonância magnética e de testes neuropsicológicos, minhas suspeitas se confirmaram: ele estava com um quadro chamado demência frontotemporal, marcado por atrofia — perda de neurônios —, sobretudo nas regiões frontotemporais do cérebro, levando a desinibição e mudanças de comportamento.

Nesse quadro, o comprometimento da memória e a crítica da realidade podem demorar anos para ocorrer, mas, infelizmente, o quadro de Magno apresentou uma evolução rápida. Nas últimas consultas, antes de morrer, não sabia seu nome, sua história como pastor, não conseguia ler a Bíblia tampouco tinha boas lembranças do passado. A mente dele apresentava algumas flutuações de lucidez, mas, na maior parte do tempo, ela se mantinha sem crítica da realidade.

Diante de quadros assim, podemos nos perguntar onde a fé está presente e questionar como um homem com uma vinda longa e frutífera em Deus poderia experimentar comportamentos sexuais inadequados após tanto tempo de caminhada. Entretanto, a demência não retira a presença do Espírito Santo de nenhum cristão, e nenhum comportamento, por pior que seja, poderá nos afastar do amor e da salvação gratuita dados por Deus (Romanos 8:38-39). Mesmo que nossos neurônios se degenerem, a presença divina é permanente, estável e garantia eterna de que vamos morar com Cristo para sempre.

Podem ocorrer inúmeras outras situações clínicas em nosso cotidiano: acidentes vasculares cerebrais, traumas, sequelas de meningites ou de outras infecções, metástases cerebrais, tumores, outros tipos de demências, doenças psiquiátricas, estado de coma etc. Todos esses quadros podem nos fazer esquecer das razões de nossa fé e até nos fazer mudar totalmente de comportamento. Entretanto, por saber que Deus nos faz perseverar até o fim, devemos ser gratos por tão grande salvação, que não depende de nosso esforço tampouco de nossa capacidade ou mudança cognitiva.

Deficiências intelectuais da infância não limitam Deus. Possíveis mudanças em nosso cérebro, em qualquer fase da vida, também mostram o poder divino infinito em nos conduzir à eternidade sem nenhum mérito pessoal. O Criador é maravilhoso. Não subestime a presença e a ação do Espírito Santo quando você vir alguém numa situação dessa magnitude.

Talvez você possa estar convivendo com alguém com alguma limitação cognitiva ou incapacidade funcional e desejar que essa pessoa conheça a Cristo. Isso inclui pessoas com demências, em coma etc. Não pense que, pelo fato de a mente parecer inalcançável, Deus não está agindo: suas orações e o poder da Palavra seguem eficazes em qualquer situação.

## PRÁTICA 1

### ORAÇÃO

Obrigado, Senhor, por me fazer perseverar até o fim, até quando estou triste, abatido, ansioso ou sem crítica da realidade. Ainda que meus neurônios um dia falhem, sei que teu Espírito é infalível em me conduzir para sempre em tua presença. Coloca em mim a certeza da salvação. Ajude-me a ter paciência e amor por aqueles que estão ao meu redor e lidam com transtornos neuropsiquiátricos que prejudicam o correto entendimento da realidade.

## PRÁTICA 2

### UM CONCEITO PARA GUARDAR

O Espírito Santo nunca abandonará você.

## PRÁTICA 3

### REFLEXÃO

Você já lidou com algum familiar com demência ou algum transtorno neuropsiquiátrico que afetou a correta percepção da realidade? Você já viu pessoas aparentemente não lembrarem mais de suas convicções de fé depois de alguma enfermidade? Ore agradecendo a Deus pela graça de ter o Espírito Santo agindo no coração ainda que o cérebro não esteja totalmente saudável.

# 39

# Quando os hormônios não mentem

Que o próprio Deus da paz os santifique por completo. Que todo o espírito, a alma e corpo de vocês sejam preservados irrepreensíveis na vinda de nosso Senhor Jesus Cristo. (1Tessalonicenses 5:23)

Norma era líder do ministério de mulheres de uma grande igreja. Sempre ativa, realizava várias viagens e ministrações por todo o Brasil. Era considerada uma referência em sua geração. Sua agenda tinha diversas semanas consecutivas de ministrações pelo país. Aos 50 anos, começou a ficar sem energia, ânimo, disposição e foi tomada por picos de irritabilidade significativos. Esses sintomas passaram a comprometer seu ministério e a fizeram ter cada vez mais necessidade de ter tempo de descanso após as ministrações. Demonstrava, sobretudo, grande impaciência com sua equipe de trabalho.

Certo dia, depois de um atraso em uma conexão no aeroporto, perdeu totalmente o controle emocional e ficou muito irritada com uma funcionária do aeroporto, ao ponto de ficar dias envergonhada por sua atitude. Este foi o estopim para procurar ajuda. A primeira hipótese diagnóstica foi confirmada por meio de exames. Ela estava entrando na menopausa.

O tema pode parecer estranho para um livro que se propõe a falar sobre as emoções saudáveis e a espiritualidade, mas um dos assuntos mais negligenciados na igreja de Cristo sobre emoções saudáveis é o poder dos hormônios. Em todos esses anos, vi inúmeros casos de mulheres cristãs mal compreendidas, rotuladas falsamente de bipolares, vistas como grosseiras e julgadas por não terem domínio próprio devido a problemas importantes com oscilações hormonais. Esse tipo de problema pode acontecer em todos os ciclos de vida de mulheres e homens, mas são mais marcantes no sexo feminino.

Mulheres com transtorno disfórico pré-menstrual, popularmente conhecido como super-TPM, apresentam um distúrbio comportamental que se inicia junto com mudanças hormonais que antecedem a menstruação. Essas alterações baixam os níveis de neurotransmissores como a serotonina. O quadro causa sintomas físicos, como dores, alterações de humor, problemas emocionais e mudanças de comportamento. A tendência é que iniciem uma semana antes da menstruação e normalmente incluem: tristeza, tendência ao isolamento, instabilidade emocional, irritabilidade, ansiedade, cansaço, dor de cabeça, pensamentos autodepreciativos e negativos.

> Hormônios são muito importantes para nossa saúde emocional.

O prejuízo espiritual e emocional pode ser significativo, uma vez que, na semana dos sintomas, as disciplinas espirituais ficam muito comprometidas e as emoções se tornam totalmente imprevisíveis. Hormônios são muito importantes para nossa saúde emocional, e infelizmente subestimamos essa realidade.

É crucial também abordar as alterações hormonais que acontecem na perimenopausa. Próximo dos cinquenta anos, os níveis de estrogênio, um hormônio sexual feminino muito importante para o cérebro, começam a cair progressivamente e um universo muito representativo de mulheres passa a ter alterações de comportamento e sintomas físicos muito mais evidentes que outras. Quando ocorre, a disposição para atividades físicas, a energia para o trabalho, a concentração e a memória para orar, ler a Bíblia etc. passam a ser comprometidas, o que pode ser facilmente confundido como perda de fervor espiritual ou batalha espiritual inexistente. Já presenciei mulheres que achavam estar em guerra espiritual, quando, na verdade, conviviam com deficiências hormonais não tratadas.

Problemas hormonais também têm acometido cada vez mais o público masculino. Sedentarismo, obesidade, distúrbios do sono e estresse crônico têm produzido uma epidemia de homens com déficits hormonais que apresentam sintomas como cansaço, esgotamento, dificuldade de memória, irritabilidade etc.

Meses atrás, atendi um pastor de 40 anos de idade que julgava ter TDAH, transtorno do déficit de atenção e hiperatividade, mas nada em sua história prévia apontava para o diagnóstico. Sua dificuldade de atenção acontecia por apneia do sono não tratada – dificuldade de respirar adequadamente enquanto dorme – e níveis extremamente baixos de testosterona. Ele tinha dificuldade de se concentrar para ler a Bíblia, não tinha energia para visitas tampouco memória para pregar. O tratamento hormonal e o tratamento do distúrbio respiratório mudaram sua vida.

Como afirmei, talvez não faça sentido para muitos, mas nossos hormônios refletem na nossa expressão emocional e na dificuldade para cumprir disciplinas espirituais. Nestes anos todos de psiquiatria nunca vi um sermão sendo pregado sobre a importância dos hormônios na vida cristã, mas, se você está passando por um período de mudanças hormonais, não fique protelando em buscar ajuda.

## PRÁTICA 1

### ORAÇÃO

Senhor, ilumina meu pensamento para buscar caminhos saudáveis para cuidar do meu corpo.

## PRÁTICA 2

### UM CONCEITO PARA GUARDAR

Hormônios também fazem parte de uma fé saudável.

## PRÁTICA 3

O transtorno disfórico pré-menstrual (TDPM) é uma forma mais grave do transtorno pré-menstrual (TPM) que afeta uma pequena porcentagem de mulheres. O DSM-5 fornece critérios específicos para o diagnóstico do TDPM, que incluem:

*Presença de sintomas:* Na maioria dos ciclos menstruais do último ano, cinco ou mais dos seguintes sintomas estão presentes na semana anterior à menstruação e começam a melhorar poucos dias após o início da menstruação, tornando-se mínimos ou ausentes na semana pós-menstruação.

*Um ou mais dos seguintes sintomas presentes:*

- Afeto marcadamente deprimido, sentimentos de desespero ou pensamentos autodepreciativos.
- Ansiedade acentuada, tensão e/ou sentimentos de estar no limite.
- Afeto lábil – por exemplo, sentir-se de repente triste ou choroso ou aumento da sensibilidade à rejeição.
- Raiva ou irritabilidade persistentes ou aumento de conflitos interpessoais.

Um ou mais dos seguintes sintomas devem estar presentes, para alcançar um total de cinco sintomas quando combinados com os sintomas do critério anterior:

- Diminuição do interesse por atividades habituais.
- Dificuldade de concentração.
- Letargia, fadiga fácil ou marcada falta de energia.
- Mudança acentuada do apetite; comer demais ou ter desejos específicos.
- Hipersonia ou insônia.
- Sentimento de estar sobrecarregada ou fora de controle.
- Sintomas físicos como sensibilidade mamária ou inchaço, dores articulares ou musculares, sensação de inchaço ou ganho de peso.

*Impacto funcional:* Os sintomas devem ser suficientemente graves para causar sofrimento clinicamente significativo ou prejuízo no trabalho, na escola, nas atividades sociais habituais ou nos relacionamentos com outras pessoas.

*Confirmação dos sintomas:* Os sintomas devem ser confirmados por meio de avaliação prospectiva diária durante pelo menos dois ciclos menstruais consecutivos. (Nota: No diagnóstico provisório, os critérios podem ser confirmados com base em avaliação clínica e histórico médico.)

*Exclusão de outros transtornos:* O distúrbio não deve ser apenas uma exacerbação dos sintomas de outro transtorno, como transtorno depressivo maior, transtorno de pânico, transtorno de personalidade limítrofe ou uma condição médica como hipotireoidismo.

*Outros fatores médicos e transtornos mentais:* Os sintomas não devem ser atribuíveis aos efeitos fisiológicos de uma substância – por exemplo: drogas, medicação – ou outra condição médica.

É importante ressaltar que o tratamento dos quadros de TDPM varia conforme cada paciente. Podem ser usados tratamentos psiquiátricos, medicamentos para eixo hormonal e medidas não farmacológicas. A resposta terapêutica é excelente.

## PRÁTICA 4

Apesar de menos comum e menos intensa, homens também podem apresentar disfunções hormonais ao longo da vida, que podem afetar a produtividade e causar um cansaço importante. A andropausa, também conhecida como deficiência androgênica do envelhecimento masculino (DAEM), é uma condição relacionada à diminuição dos níveis de testosterona nos homens à medida que envelhecem. Não é um fenômeno tão abrupto ou universal quanto a menopausa nas mulheres, mas pode causar uma série de sintomas que afetam a qualidade de vida masculina. Os sintomas da andropausa podem incluir:

- *Diminuição da libido:* Redução do desejo sexual é um dos sintomas mais comuns associados à baixa testosterona.
- *Disfunção erétil:* Problemas em obter ou manter uma ereção podem ocorrer, o que também afeta a vida sexual.
- *Alterações no humor:* Homens com andropausa podem experimentar depressão, irritabilidade ou falta de motivação.
- *Fadiga:* Sentimentos de cansaço geral ou falta de energia são sintomas comuns.
- *Diminuição da massa muscular e força:* Perda de massa muscular e força podem ser notadas, assim como um aumento na gordura corporal, especialmente na região abdominal.
- *Osteoporose:* A diminuição dos níveis de testosterona pode levar à diminuição da densidade óssea, aumentando o risco de osteoporose e fraturas.

- *Alterações cognitivas:* Alguns homens relatam dificuldade de concentração e memória.
- *Alterações no sono:* Insônia ou alterações na qualidade do sono podem surgir durante a andropausa.
- *Diminuição do volume de ejaculação:* Uma redução no volume de líquido ejaculado durante o orgasmo.
- *Ginecomastia:* Desenvolvimento de tecido mamário nos homens devido ao desequilíbrio hormonal.
- *Queda de cabelo:* Pode haver uma aceleração da perda de cabelo.
- *Sudorese e ondas de calor:* Embora menos comum do que nas mulheres, alguns homens também podem experimentar esses sintomas.

É importante notar que muitos desses sintomas podem ser leves, atribuídos a outras condições médicas ou ao processo natural de envelhecimento. Diferentes homens podem vivenciar a andropausa de maneiras muito diversas, nem todos experimentam sintomas significativos. Além disso, outros fatores, como estilo de vida, saúde física e emocional, podem influenciar a severidade dos sintomas.

Se um homem suspeita de estar passando pela andropausa, é importante consultar um médico, que possa avaliar os sintomas, medir os níveis de testosterona e discutir possíveis tratamentos, que podem incluir terapias de reposição hormonal, mudanças no estilo de vida ou abordagens para gerenciar sintomas específicos.

## PRÁTICA 5

Qual foi a última vez que você foi ao médico para verificar como estão seus hormônios? Você tem feito algum tipo de acompanhamento médico nos últimos anos?

_____
_____
_____
_____
_____

# 40

# E se o milagre não vem?

> Para evitar que eu me exaltasse por causa da grandeza dessas revelações, foi-me dado um espinho na carne, um mensageiro de Satanás, para me atormentar. Três vezes pedi ao Senhor que o tirasse de mim. Ele, porém, me disse: "A minha graça é suficiente para você, pois o meu poder se aperfeiçoa na fraqueza". Portanto, eu me gloriarei ainda mais alegremente nas minhas fraquezas, para que o poder de Cristo repouse em mim. (2Coríntios 12:7-9)

Joaquim era um missionário muito amado por todos e exerceu o ministério por vinte anos na África. Em 2019, descobriu um tumor no cérebro que, pela medicina, poderia ter em torno de cinquenta por cento de chances de cura. Suas consultas foram bem marcantes, porque me contava diversos testemunhos de curas, milagres e conversões à fé cristã em todo o seu ministério exercido em Angola e Moçambique. Era casado e tinha uma filha pequena, em torno de cinco anos de idade.

Nunca vi Joaquim murmurar, reclamar, tampouco questionar o amor e a existência de Deus. Entretanto, nutria um sentimento muito forte de que seria curado. Sua comunidade no Brasil fez diversas campanhas de oração e poucas vezes vi um número tão elevado de irmãos orarem por uma causa. Ao longo do tempo, porém, seu câncer se agravava cada vez mais, e Joaquim passou a desencadear um quadro depressivo significativo: perdeu peso, energia e começou a ter insônia. Nesse momento, chegou ao consultório.

As consultas eram sempre marcadas pelo paradoxo do otimismo de alguém que queria ser curado, e cria nisso, com a tristeza de ver o câncer avançar cada vez mais e, consequentemente, os sintomas psiquiátricos se tornarem cada vez mais graves. Em meados de 2020, ele faleceu, deixou uma esposa jovem e uma filha pequena. Nunca esquecerei do bom humor, das piadas e sobretudo do brilho nos olhos de alguém que achava que viveria mais.

Essa é apenas uma das várias histórias que presenciei em todos os anos de atendimento clínico. Muitas vezes, o milagre não vem como gostaríamos, e isso pode frustrar ou levar muitos a simplesmente desistir da fé cristã ou a achar que Deus é injusto ou tem filhos prediletos. Também podem achar que não foram curados por não terem a fé necessária e eficaz para alcançar a cura.

Hoje, infelizmente, muitos são reféns da espiritualidade que afirma categoricamente que toda enfermidade não curada significa falta de fé e de comunhão com Deus. Abordei bastante o assunto em meus outros livros. Entretanto, podemos nos perguntar se todas as orações são de fato respondidas por Deus. É claro que são, mas, nem sempre, com a resposta que gostaríamos.

Sempre oramos na esperança de receber "sim" de Deus, conforme o roteiro planejado e desejado. A realidade é que nosso Pai celeste nem sempre responderá da maneira que gostaríamos. Quando pensamos em enfermidades, sejam psiquiátricas ou não, nossa expectativa é de que o Senhor faça sempre um milagre extraordinário de cura de modo que possamos estender nossa vida e desfrutar ainda mais de quem está ao nosso redor.

O apóstolo Paulo convivia com algum tipo de espinho na carne. Não sabemos exatamente o que causava tanto sofrimento. As Escrituras deixam claro, porém, que ele orou por pelo menos três vezes sem obter a resposta de que gostaria.

Quantos de nós já oramos pela cura sobrenatural para depressão, ansiedade ou outro transtorno mental e ainda continuou precisando usar medicamentos para o resto da vida! Quantos pacientes já atendi que recaíram de seus quadros psiquiátricos após escutarem falsa profecia de cura e suspenderem a medicação por conta própria! Quantos amigos, parentes e pessoas piedosas perdemos em acidentes de trânsito inexplicáveis ou pelo câncer mesmo depois de termos feito diversas campanhas de oração e orado com imenso fervor!

Pela providência de Deus, creio que nossos dias estão escritos e determinados. Por um lado, não somente creio que ele responde todas as nossas orações, mas também que, quando decide que alguém deve permanecer conosco por mais tempo ou que alguma enfermidade deve ser curada, não há limites para seu poder entrar em ação nem para que uma eventual intervenção sobrenatural ocorra. Não há nada impossível para Deus (Lucas 1:37), e nossos dias estão escritos e determinados (Salmos 139:16).

Por outro lado, devemos compreender que, muitas vezes, nosso Pai celestial não responderá nossas orações como gostaríamos e devemos estar prontos para receber "não" de Deus. Obviamente, ninguém deseja passar por momentos de dor, pela enfermidade, tampouco lidar com divórcio, luto, falência ou transtorno mental que não evolui como desejamos. Convictos da providência divina, sabemos que nada foge a seus propósitos e, mesmo que não possamos compreender, ele permanece no controle de tudo.

Muitos leitores deste livro talvez estejam feridos ou magoados com Deus por alguma oração não respondida. Muitos perderam pessoas ou estão lidando com enfermidades com grande sofrimento. É normal sentir revolta e dor, questionar ou até duvidar da existência de Deus. Nesse momento, o Senhor não desiste de você, não o pune, tampouco deixa de ouvir suas orações.

Para alguns, Deus decidirá que a maior cura será levar a pessoa para desfrutar de sua plena presença. Em uma perspectiva cristã, não há lugar melhor para estar do que na presença divina. Nosso Pai pode tornar a morte a maior das curas. O Senhor ainda pode permitir que enfermidades sejam curadas por intermédio de meios ordinários e comuns – medicina, terapia, outros tratamentos – e essa é uma manifestação de sua graça. Ele usa homens tão imperfeitos para executar seus mistérios na vida comum.

> Não há nada impossível para Deus.

Por fim, em alguns momentos, teremos de conviver com as enfermidades por longos períodos. O poder, a bondade, a grandeza e o amor de Deus podem ser extremamente perceptíveis quando nossa oração não é respondida como gostaríamos. Foi exatamente isso que aconteceu com o apóstolo Paulo: o poder de Deus se aperfeiçoa nas nossas fraquezas.

Quantos pais de autistas já atendi que diziam que, de alguma maneira, seus filhos especiais têm ensinado sobre Deus mais do que mil livros de teologia. Certa vez, escutei de um pai de autista uma frase linda: "Muitas pessoas, doutor, oram para meu filho ser curado. Entretanto, o autismo não é uma doença. Deus o fez assim. Por mais que existam dias difíceis, tenho recebido a bondade do Senhor e tenho sido trabalhado por meio do sofrimento de uma maneira que eu nunca tinha experimentado em toda minha vida".

Tantos outros leitores deste livro terão de tratar algum tipo de enfermidade pelo restante da vida, e isso também não fugirá aos desígnios divinos. Talvez você possa precisar de tratamento psiquiátrico para sempre. É possível que não seja consolo para você conviver com a sensação de que Deus tem sido injusto. Sua perda pode ter sido dolorosa; usar medicamentos psiquiátricos pode ser um duro golpe diário que você tem de absorver em meio a muito sofrimento. O Pai não proporcionou a resposta objetiva e clara que você espera para seu casamento, seus negócios ou para algo específico relacionado a seus filhos.

Entretanto, as Escrituras são claras, Deus controla cada instante do Universo e, ainda que seja na eternidade, um dia ele enxugará dos olhos toda lágrima: "Os teus olhos viram o meu embrião; todos os dias determinados para mim foram escritos no teu livro antes de qualquer deles existir. Como são preciosos para mim os teus pensamentos, ó Deus! Como é grande a soma deles!" (Salmos 139:16-17); e "Ele enxugará dos seus olhos toda lágrima. Não haverá mais morte, nem aflição, nem choro, nem dor, pois as coisas antigas já passaram" (Apocalipse 21:4).

## PRÁTICA 1

### ORAÇÃO

"Senhor Deus, sei que lido com situações em que o milagre não veio da maneira como eu gostaria. Algumas orações parecem não ter resposta. Ensina-me a compreender que nem sempre terei as respostas de que eu gostaria, mas que tudo o que digo chega aos teus ouvidos. Traga-me a serenidade e a paz de compreender que teus caminhos são sábios, eternos e que nenhuma situação foge do teu controle. Amém.

## PRÁTICA 2

### UM CONCEITO PARA GUARDAR

Nenhuma oração deixa de ser respondida por Deus.

## PRÁTICA 3

Você teve alguma oração não respondida que ainda causa dor emocional?
_____
_____

Faça uma oração pedindo a Deus que traga consolo ao seu coração por alguma oração não respondida da maneira que você gostaria.
_____
_____

# Parte 5

A caminhada
terapêutica
com Deus

# 41

# Deus recebe seus devocionais básicos e imperfeitos

> Venham a mim, todos os que estão cansados e sobrecarregados, e eu darei descanso a vocês. (Mateus 11:28)

Cecília chegou angustiada à consulta porque não conseguia ter um tempo devocional com a qualidade que desejava em seu cotidiano. Mãe de dois filhos, com trabalho em regime de home office, sentia-se culpada por não orar uma hora por dia nem ter tempo para leitura bíblica longa e regular.

Nas redes sociais, admirava influenciadoras digitais cristãs que pareciam ter trinta horas no dia: colocar todos os filhos à mesa, fazer estudos bíblicos primorosos e estar sempre belas, saudáveis e assíduas na academia. Tomada por uma sensação crônica de incompetência, ela ficou deprimida, triste, frustrada e cada vez mais se sentia uma cristã impostora e de segunda categoria, uma vez que não conseguia fazer o básico que a fé cristã parece exigir neste tempo.

De fato, não há quem não esteja cansado, esgotado e sobrecarregado da rotina que nosso ritmo de vida exige. Estamos sem energia, ânimo, disposição e parecemos dez anos mais cansados do que nossa idade biológica. Poucos privilegiados têm flexibilidade de horários, rede de apoio para ajudar na rotina, podem se dar ao luxo de ter um devocional altamente sofisticado e tempo instagramável de mesa com toda a família.

Nas redes sociais, muitas vezes seguimos ou temos como exemplo pessoas da elite econômica ou privilegiadas por exercer atividades que não consomem todo o período do dia. A maioria dos cristãos comuns vai trabalhar fora e se desdobrar em diversas tarefas no dia a dia, vai usar transporte público, cuidar dos filhos, ter de gerir a casa e lutar contra o cansaço, o esgotamento e a ausência de tempo livre, bem como de recursos financeiros para lazer, descanso e para a vida cristã apresentada como épica e extraordinária.

Não tenho a intenção de justificar a vida cristã sem tempo para devocional ou serviço zeloso e metodológico. Não podemos ser negligentes com a importante disciplina espiritual do descanso, que é mandamento. Temos de nos esforçar, na medida do possível, para buscar e amar a Deus com todo nosso coração, alma e entendimento (Mateus 22:37). Entretanto, devemos preencher a mente com a libertadora verdade de que o Senhor aceita nosso momento devocional mesmo em meio ao cansaço e ao esgotamento.

> Devemos preencher a mente com a libertadora verdade de que o Senhor aceita nosso momento devocional mesmo em meio ao cansaço e ao esgotamento.

Lembro-me de que, muitas vezes, ao orar com meus filhos, eles dormem no meu colo. O Pai celeste, da mesma forma, não se importa de dormirmos orando em seus braços e está solícito às orações feitas quando não sabemos se estamos acordados ou dormindo. Orações no banheiro, sentados no vaso sanitário, deitados na cama, sentados no ônibus, de pé no metrô, correndo, pedalando, caminhando etc., todas essas orações são momentos belos e relevantes para quem não está preso à adoração restrita a lugares físicos, métodos ou horas separadas em um relógio rigidamente controlado.

Caso seu tempo e cansaço não permitam que você leia vários capítulos da Bíblia por dia, tampouco que se dedique a oração por horas, leia as Escrituras diariamente por alguns minutos. Ainda que esteja cansado, ore cinco, dez, quinze minutos. Use aplicativos no celular, escute a Palavra em áudio. Não se importe com o método, em vez disso, levante seus olhos para os montes de onde virá o socorro (Salmos 121.1). Ore nos momentos que seu cotidiano permitir. Não é falta de zelo nem falta de respeito para com o sagrado, capricho, tampouco desprezo pelo Senhor. Compreenda que Deus, seu Pai amoroso, sabe de suas necessidades muito antes de você conseguir expressá-las com palavras.

Tenha em mente que o Reino de Deus não é quantitativo como pensamos. Os fariseus oravam por muitas horas e liam textos sagrados com muita disciplina, mas a vida cotidiana deles não demonstrava o verdadeiro amor divino. Eles imaginavam ser executivos, não filhos de Deus. Neste ínterim, Jesus escutou orações de pessoas que cruzaram seu caminho e que, antes de orar com palavras, oravam sobretudo com o coração.

Mesmo com sono, com o corpo travado, deprimido, ansioso, com dificuldades de memória, nos dias em que nada deu certo, tenha pequenos momentos de comunhão com o Pai que está no céu.

Deus não vai medir o amor por você pelas horas de devocional feitas nem o punirá porque algum dia você deixou de orar ou meditar nas Escrituras. Ele não tem uma caderneta de poupança na qual credita sua capacidade de executar tarefas espirituais e devocionais com grande eficácia. Ao contrário do que muitos dizem, não é o seu esforço que faz a mão divina agir.

Precisamos de Deus como filhos precisam de descanso e atenção no colo do pai. Ao fazer o que consideramos pouco, recebemos graça abundante para que esses momentos se tornem progressivamente parte do cotidiano cansado e sobrecarregado. O Senhor tem prazer em nos ajudar a corrigir nossa rotina diária, não devemos ter receio de procurá-lo com o pouco que julgamos ter hoje.

## PRÁTICA 1

### ORAÇÃO

Senhor Deus, cansado e sobrecarregado, apresento a ti estes poucos momentos de oração e meditação na tua Palavra. Sei que, antes de tudo, tu vês o coração. Ajuda-me a organizar minha vida diária para que eu não viva refém da sociedade do cansaço. Renova minha força física, mental e espiritual. Dê-me forças para te buscar diariamente. Amém.

## PRÁTICA 2

### UM CONCEITO PARA GUARDAR

Deus compreende seus momentos de oração em meio ao cansaço.

## PRÁTICA 3

### REFLEXÃO

Às vezes, você se culpa por não ter um longo tempo devocional para Deus? Já se sentiu culpado por não ter um horário determinado para essa dedicação? Como têm sido seus devocionais?

_____
_____
_____

## PRÁTICA 4
Medite em 1Tessalonicenses 5:17 (ARC): "Orai sem cessar". Qual é o seu entendimento desse texto?

_____
_____

"Orar sem cessar" é um conceito para ser interpretado não como instrução para estar em constante e formal oração, mas, sim, para manter atitude de dependência contínua, comunicação e comunhão com Deus ao longo do dia. É um estado de espírito diante de Deus, sem submissão a formalidades.

"Orar sem cessar" envolve as seguintes perspectivas:

- *Comunhão constante com Deus:* Orar sem cessar significa vivermos em constante consciência da presença do Pai. É um convite para nós, cristãos, estarmos sempre conscientes de que o Senhor está conosco em cada situação, disposto a ouvir nossas orações. Mesmo que não sintamos a presença dele, o reconhecemos em todos os caminhos.
- *Dependência de Deus:* Orar sem cessar é sermos convictos da soberania divina e confiarmos nele para todas as coisas. Reflete um coração que reconhece a necessidade constante da graça e do poder do Senhor. É não confiarmos em nós mesmos, mas mantermos atitude contínua de oração.
- *Devoção espiritual*: A oração é vista como uma disciplina espiritual cristã fundamental. Estar em constante oração é praticarmos a disciplina de direcionar pensamentos, ações e decisões ao Senhor, buscarmos sua vontade em todas as coisas. Em vários momentos do dia, ainda que em pensamento, oramos por segundos ou minutos pensando e pedindo a Deus que oriente nossa vida.
- *Vida de oração integrada:* Em vez de limitar a oração a momentos específicos, integramos a oração em todos os aspectos da vida. Podemos incluir orações formais e momentos específicos com Deus, mas também conversas espontâneas com o Senhor,

sussurros de gratidão, pedidos de ajuda e reconhecimento da presença divina em momentos de silêncio.
- *Atitude de oração:* É uma atitude de prontidão para orar em qualquer momento, não importa o que façamos. É um convite para transformar pensamentos e preocupações em orações. Em vários momentos do dia, somos convocados a orar, mesmo que por poucos minutos.
- *Gratidão:* A prática de orar sem cessar é um meio de transformação espiritual, por meio da qual nos tornamos mais conscientes de nossas fraquezas, mais gratos pelas bênçãos e mais atentos às necessidades dos outros.

Ou seja, orar sem cessar é um chamado para vivermos uma vida de constante dependência de Deus, para reconhecer sua soberania e buscar sua orientação em todas as coisas. Não é literalmente orarmos várias horas por dia, mas mantermos um coração sempre voltado para Deus.

## PRÁTICA 5
### APRENDA A FAZER DEVOCIONAIS CURTOS

Realizar um devocional, mesmo com pouco tempo, pode ser uma prática profundamente transformadora. Como afirmei, não devemos estar presos a uma ideia quantitativa da fé cristã. Se Deus comissionou você para o ministério de intercessão e o chamou a orar várias horas por dia, é uma grande bênção. Um dos maiores erros na caminhada cristã, porém, é deixarmos de fazer o pouco e o básico por pensar que Deus não aceita momentos devocionais assim.

O objetivo de um momento devocional é nos conectar com Deus e crescer na fé diariamente. A seguir estão algumas dicas para criar um devocional em pouco tempo.

- *Defina um tempo específico:* Escolha um momento do dia em que você possa ter alguns minutos de tranquilidade. Pode ser logo pela manhã, durante o almoço, ou antes de dormir. Consistência é mais importante do que duração. Coloque metas iniciais factíveis de serem cumpridas. Se você começar com poucos minutos, terá mais chance de ser constante no longo prazo.

- *Preparação rápida:* Antes de começar, faça uma breve oração pedindo a Deus que abençoe esse tempo e fale ao seu coração. Ore dedicando o tempo a Deus como precioso e diga que o ama.
- *Leitura bíblica:* Selecione um versículo ou passagem bíblica para ler. Planos de leitura, como os devocionais diários ou aplicativos de Bíblia, podem ajudar a escolher um texto e a manter o foco. Não há problema nenhum em seguir um plano devocional anual, mas tenha sempre em mente que nada substitui a leitura das Escrituras sem intervenção externa.
- *Meditação:* Reflita um momento sobre o que leu. Meditar não é místico, basta considerar o que o texto diz, o que significa para sua vida e o que Deus pode lhe dizer por meio dele.
- *Oração:* Dedique um tempo para falar com Deus. Peça-lhe que o Reino venha sobre sua vida. Clame pela providência de que necessita. Confesse seus pecados, agradeça pelo que Deus fez no seu dia, peça orientação e ajuda para suas necessidades e as de outras pessoas.
- *Aplicação:* Pense em uma aplicação prática do que leu e orou. Pode ser um lembrete para mudar uma atitude, ajudar alguém ou simplesmente reconhecer as maravilhas divinas em sua vida. Cole notas em sua casa, seja no vidro do banheiro ou na porta da geladeira. Coloque lembretes acerca de Deus em toda a casa.
- *Adoração:* Se possível, ouça uma canção que exalte o Senhor, mesmo que seja enquanto se arruma para o dia ou em seu trajeto.
- *Anote:* Mantenha um pequeno caderno de devocionais ou faça anotações em um aplicativo de notas para registrar o que lhe vier à mente, bem como orações e ações de graças, pois ajuda a fixar o conteúdo. Você não precisa anotar tudo.
- *Flexibilidade:* Seja flexível com o formato. Alguns dias podem ser apenas oração; outros, ser mais focados na leitura ou adoração. Não se preocupe com o método. Sugeri apenas ideias gerais. Faça conforme melhor funcionar para você.
- *Compromisso:* Comprometa-se com a prática diária, mesmo que seja por cinco ou dez minutos. Importa mais a regularidade e a transparência diante de Deus.

Lembre-se de que a qualidade do tempo com o Senhor é mais importante do que a quantidade. Um devocional diário, mesmo que breve, manterá o seu coração alinhado com Deus.

## PRÁTICA 6
Medite no seguinte texto das Escrituras:

Para alguns que se julgavam bons, estavam satisfeitos com sua condição moral e olhavam de nariz empinado para o povo simples, Jesus contou a seguinte história: "Dois homens foram ao templo para orar, um fariseu e um cobrador de impostos. O fariseu, cheio de pose, orava: 'Oh, Deus! Sou grato por não ser como esse bando de ladrões, trambiqueiros, adúlteros ou como este cobrador de impostos. Sabes que jejuo duas vezes por semana e dou dízimo de toda a minha renda'. Enquanto isso, o cobrador de impostos, de cabeça baixa num canto, com as mãos no rosto, não ousava nem olhar para cima. Apenas dizia: 'Deus, tem misericórdia! Perdoa este pecador.' Jesus comentou: "Quem voltou para casa justificado diante de Deus foi o cobrador de impostos, não o outro. Se você andar por aí de nariz empinado, vai acabar de cara no chão, mas, se com humildade enxergar quem você é, acabará se tornando uma pessoa melhor". (Lucas 18:9-14 – A Mensagem)

# 42

# Não separe a vida entre dois mundos

> Assim, quer vocês comam, quer bebam, quer façam qualquer outra coisa, façam tudo para a glória de Deus. (1Coríntios 10:31)

Não há como separarmos o mundo entre ambientes seculares e ambientes sagrados. Para o cristão saudável, tudo é feito diante de Deus e para a glória dele. A separação da vida em dois ambientes – vida espiritual e vida cotidiana – se torna um fardo pesado de ser administrado e vivido no longo prazo. Quem se propõe a isso adoece.

Não segregar a vida nesses dois mundos elimina conceitos errôneos de que somente é possível servir a Deus dentro da estrutura eclesiástica – igrejas, comunidades etc. – ou em atividades diretamente ministeriais. Como dito anteriormente, não separar os dois mundos também valoriza a vida comum, de pessoas comuns, em atividades comuns. O cristão deve saber que ele santifica o ambiente, não o contrário. Não há lugares santos, pessoas especiais, objetos ungidos ou ambientes propensos à ação divina. O cristão, por meio do Espírito, faz seu entorno ser contagiado pelo perfume de Jesus.

A vida comunitária em igreja é a consequência de uma fé saudável, não um pré-requisito para a bênção ou aprovação divina. O cristão se torna verdadeiramente livre quando sabe que o Espírito é o Consolador, que está com ele em todos os lugares, em todos os momentos e com qualquer pessoa.

Não devemos nos culpar por reduzir nossa exposição às atividades ministeriais que roubem o tempo precioso de convívio com o cônjuge, os filhos. Também não devemos ter crises de fé por desejar fazer uma faculdade, nos aperfeiçoar profissionalmente tampouco dedicar mais tempo ao trabalho. Em algumas fases, estaremos mais nos ambientes chamados seculares, ou seja, fora da igreja. A verdade, porém, é que, para aquele que nasceu de novo, essa nomenclatura ou segregação de mundos não deve existir. Eu tive muitas crises desnecessárias durante a faculdade por não compreender que aquele tempo era precioso e que Deus usaria minha formação e meu treinamento para atividades que hoje consigo exercer, seja nos ambientes considerados sagrados, seja nos seculares. Se Deus não faz essa separação, também não devemos fazer.

As atividades externas não anulam a alegria de servirmos diretamente a uma comunidade local – falarei sobre no momento oportuno –, mas Jesus nos ensinou que somos a luz do mundo e que não podemos esconder uma cidade edificada sobre um monte. O cristão é chamado a exercer sua vida espiritual em seu cotidiano ordinário, seja em casa com os filhos, seja no trabalho, comendo, dormindo ou em seus momentos de lazer. Todos os dias, enquanto trabalhamos, devemos buscar ser íntegros e diligentes, e assim serviremos a Deus. Em uma confraternização de fim de ano da empresa, o cristão é uma lamparina que não pode ser escondida debaixo de uma vasilha (Mateus 5:15).

> Cabe a mim apenas dizer todos os dias: "Eis-me aqui, Senhor, um homem comum, com uma vida comum, a serviço do Deus extraordinário".

Para aqueles que já compreenderam que são parte do reino do Filho do seu amor (Colossenses 1:13) nada é secular, tudo é sagrado. Não há como separar os dois mundos. Não há como ter uma vida dupla. É impossível representar papéis e vestir um personagem dentro e outro fora da igreja. Todos os pacientes que atendi nestes anos e eram multifacetados com a intenção de representar papéis em ambientes diferentes foram aos poucos adoecendo e perdendo a alegria da vida cristã.

Lembro-me de que, aos dezessete anos, Deus trouxe ao meu coração uma direção bem clara de que um dia eu teria envolvimento direto com atividades ministeriais. Sim, acredito que o Senhor separa alguns para essa inquietante tarefa. Durante os primeiros anos de faculdade, vivi um dilema espiritual extremamente angustiante por achar que estudar equivalia a ir contra os planos divinos para mim.

Certa vez, em uma reunião de oração, escutei de um possível profeta que estudar era fugir do meu chamado, pois não optei por ir para o seminário teológico. Entretanto, a bondade de Deus me alcançou e um dia tive clareza em meu coração implantada pelo Espírito do Senhor: "Tudo que você está fazendo alegra a Deus". Continuei meus estudos, fiz residência de psiquiatria e mestrado, me casei, tive filhos e deixei que a vida comum trouxesse o curso natural daquilo que o Criador já tinha planejado antes da fundação do mundo (Efésios 1:4-5).

Sem forçar o processo, os planos do Eterno têm se cumprido ao longo de todos estes anos. Cabe a mim apenas dizer todos os dias: "Eis-me aqui, Senhor, um homem comum, com uma vida comum, a serviço do Deus extraordinário".

Se eu tivesse persistido em separar minha vida profissional da vida espiritual, não estaria escrevendo este livro hoje. Não separar a vida em duas gavetas escondidas (a das coisas de Deus e das coisas seculares) é uma grande libertação. Viver uma vida dupla adoece.

## PRÁTICA 1

### ORAÇÃO

Senhor Jesus, ensina-me a viver uma vida conforme a tua vontade. Ensina-me a romper com as máscaras da hipocrisia e a compreender que não há lugares santos ou objetos especiais. Ajuda-me a entender que, pelo poder do Espírito Santo, eu posso ser a luz que ilumina onde eu estiver. Ajuda-me a romper com a religiosidade que teima em me adoecer.

## PRÁTICA 2

### UM CONCEITO PARA GUARDAR

Nada é secular. Tudo é sagrado.

## PRÁTICA 3

Você já viveu alguma crise de fé por achar que estudar, trabalhar ou viver algo fora do espaço físico da igreja roubaria a bênção de Deus?

_____
_____
_____
_____
_____
_____

## PRÁTICA 4

Medite no texto a seguir:

No terceiro ano do reinado de Jeoaquim, rei de Judá, Nabucodonosor, rei da Babilônia, veio a Jerusalém e a sitiou. O Senhor entregou Jeoaquim, rei de Judá, nas mãos dele, e também alguns dos utensílios do templo de Deus. Nabucodonosor levou os utensílios para o templo do seu deus, na terra de Sinar, e os colocou na casa do tesouro do seu deus. Depois, o rei ordenou a Aspenaz, o chefe dos seus oficiais, que trouxesse alguns dos israelitas da família real e da nobreza: jovens sem defeito físico, de boa aparência, cultos, inteligentes, que dominassem os vários campos do conhecimento e fossem capacitados para servir no palácio do rei. Ele devia ensinar-lhes a língua e a literatura dos babilônios. Da sua própria mesa, o rei designou-lhes uma porção diária de comida e de vinho. Eles receberiam treinamento durante três anos e, depois disso, passariam a servir ao rei. Entre estes, encontravam-se alguns que tinham vindo de Judá: Daniel, Hananias, Misael e Azarias. (Daniel 1:1-6)

Como afirmei, Deus comissiona pessoas para ofícios ministeriais específicos. A maioria dos cristãos será usada por Deus na vida comum e passará a maior parte do tempo em ambientes fora da vida comunitária eclesiástica.

Daniel foi chamado por Deus para ser administrador na Babilônia. Estar entre aqueles que não serviam ao Senhor, em uma cultura pecaminosa e com um povo que não conhecia o Deus de Israel, deu-lhe a oportunidade de servir como nenhum sacerdote teve naquele tempo. O ministério dele foi a vida comum, o trabalho, o ofício dele. O Senhor usou a formação cultural e acadêmica de Daniel para colocá-lo na posição planejada pelo Eterno ao longo de toda a vida de Daniel.

Às vezes, ao ignorar nossa vida dita secular, perdemos grandes oportunidades do reino. Daniel poderia ter dito: "Não devo viver ou conviver na Babilônia", mas, como ele não separava o mundo em secular e sagrado, onde quer que fosse, era usado por Deus para seus propósitos.

Faça uma oração a Deus pedindo que guie sua vida para que você não viva uma vida que separa o sagrado do secular.

_____
_____
_____
_____

Não podemos viver a dicotomia secular *versus* sagrado. Muito da vida cristã adoece com essa separação. Nossa fé não pode ser restrita à vida privada e deve estar conectada ao mundo real e a todos os ambientes nos quais vivemos.

Devemos, também, ter uma relação saudável com a arte, as ciências, a música ou qualquer outra atividade humana. Em tudo, devemos reter o que é bom e compreender que, pela graça comum, Deus permite talentos e dons aos homens dentro e fora das comunidades.

Logo, precisamos que nossa fé dialogue sólida e conscientemente com a cultura e toda a sociedade, que aplique os valores cristãos a todas essas áreas e construa pontes possíveis em todos os ambientes. O cristão saudável não vive em bolhas nem segregado, tampouco se refugia em um mosteiro.

Devemos, como cristãos, viver nossa vida de maneira integral, reconhecer que Deus é o Senhor de tudo e que todas as áreas da nossa vida refletem a glória de Deus. Não tenha receio de estudar, obter conhecimento, fazer faculdade ou estar em ambientes não religiosos. Você será uma luz cada vez maior onde houver mais escuridão.

Quais planos você abandonou em sua vida por acreditar que Deus não gostaria que você crescesse profissionalmente, estudasse etc.? O que os anos de vida cristã doente roubaram de você? Que sonhos você pode voltar a ter e que projetos pode retomar hoje?

_____
_____
_____
_____
_____

# 43

# Desfrute mais do que está fora

> Lembre-se do seu Criador nos dias da sua juventude, antes que venham os dias difíceis e se aproximem os anos em que você dirá: "Não tenho satisfação neles". (Eclesiastes 12:1)

Dulce se converteu em 1998. Na época, era fã de Frank Sinatra e da banda nacional Legião Urbana. Orientada por sua liderança, destruiu todos os seus discos de vinil em uma campanha de desintoxicação espiritual realizada em um monte de oração. Afinal, uma banda com nome "legião" certamente era demoníaca, na visão de sua liderança.

É curioso ver essa prática nos dias atuais quando vou a lugares desertos em busca de momentos a sós com Deus. Eu presencio com frequência diversas pessoas atearem fogo a discos, DVDs, pulseiras e outros aparatos pessoais na tentativa de bloquear qualquer conexão com o passado espiritual que eventualmente as paralise ou bloqueie bênçãos espirituais. Tais práticas, apesar de recorrentes, não têm embasamento bíblico minimamente satisfatório – para ser honesto, não há nenhum embasamento bíblico.

É certo que, para algumas pessoas, determinados objetos, músicas etc. podem ser carregados de valores afetivos ou de sentimentos que podem vincular emocionalmente a algo negativo do passado e acarretar em prejuízos no presente. Somos influenciáveis e determinados objetos ou valores podem interferir de diversos modos sobre variados grupos de pessoas. Outro ponto importante é notar que alguns objetos têm simbolismos, letras ou associações que sinalizam estar totalmente dissociados de um cristianismo equilibrado e coerente com as Escrituras. Como o apóstolo nos diz "o ídolo não significa nada" (1Coríntios 8:4); demonizar toda a cultura secular nos desumaniza.

A realidade, porém, é que somos cristãos extremamente místicos e não assumimos que, de fato, o que nos traz problemas no longo prazo são as coisas internas, do coração, não um mero disco de vinil. Pode parecer simples para muitos, mas existe um universo grande de cristãos que realmente acredita que boa música secular pode ser maldição para a vida.

Cristo nos ensinou: "Jesus chamou para junto de si a multidão e disse: 'Ouçam e entendam: não é o que entra pela boca que torna o homem impuro, mas o que sai da sua boca; isto, sim, o torna impuro'" (Mateus 15:10,11). Preferimos acreditar no que é externo a nós do que, de fato, orar pela renovação de nosso coração. Presos a rituais, vivemos uma longa caminhada de medo e pavor por não acreditarmos verdadeiramente na nova natureza que Deus tem para nós em Jesus.

Quando nos fechamos cada vez mais para o mundo e ficamos presos a uma bolha religiosa, deixamos de ser aqueles que poderiam aproveitar o melhor da terra com o equilíbrio que Deus planejou e deseja para nós. Morremos sem explorar as belezas da criação que o Senhor nunca afirmou ser pecado experimentar. Uma terra cheia de dons, arte e talentos é ignorada, e isso nos torna cada vez mais adoecidos e desprovidos dos recursos terapêuticos deixados pelo Senhor em toda a criação.

O extremismo de dizer que toda manifestação cultural, artística ou de lazer fora dos ambientes religiosos formais não provêm de Deus impossibilita muitos cristãos de desfrutarem de boas dádivas da criação. Todo talento, dom, arte ou habilidade, inclusive aqueles que não glorificam seu Criador, é uma dádiva que provém unicamente de Deus. Pela graça comum, o Eterno concede diferentes dons aos homens e cabe a nós cristãos desfrutarmos dela em toda sua plenitude, desde que não gere ensino contrário às Escrituras.

Até pessoas que ainda não conhecem a Deus são agraciadas por dons e manifestações criativas que são presentes divinos. Não separar secular de sagrado deve nos fazer apreciar e desfrutar mais daquilo que tornamos pecado sem que a Bíblia nos diga que são. As Escrituras permitem muito do que a igreja proíbe. Quantos já atendi com sentimento de culpa por desfrutarem de aulas de ginástica, ouvirem cantores seculares com excelente musicalidade e composição, gostarem de artes, apreciarem concertos musicais, frequentarem aulas de dança e por deixarem de ir a uma atividade da comunidade durante a semana porque queriam desfrutar de algum evento esportivo na televisão.

Lembro-me de que, na Copa de 2002, a última que o Brasil ganhou, havia um grande congresso de oração em Belo Horizonte. O horário da final do mundial era exatamente o momento até então predeterminado para a última ministração do evento religioso. Houve tentativas de mudar o horário da reunião para que os participantes, na maioria jovens, pudessem assistir ao futebol e, depois, ir ao culto. Nunca me esqueci das palavras do então pregador: "Não vou mudar o horário porque quem ama mais Jesus do que a final do futebol estará aqui amanhã no horário combinado".

Felizmente, assisti à final do mundial com meus amigos, e o Brasil foi campeão. Anos depois, soube que um dos líderes daquele movimento assumiu publicamente que muitos testemunhos de seu ministério eram mentiras inventadas para impressionar as pessoas. Por trás de uma espiritualidade legalista, existia um ministério sustentado em parte por várias mentiras.

Atitudes assim podem evidenciar uma pretensa espiritualidade, mas carregam em si a ideia subentendida de que Deus não se alegra com nosso prazer diário, que futebol não pode ser assistido como manifestação da graça e que Deus estaria preso a uma liturgia rígida de horários. Devido à intransigência do pregador, muitos jovens não compareceram ao culto e talvez ele tenha perdido uma imensa oportunidade de falar do amor de Deus para um número maior de pessoas.

Durante a pandemia, um casal de pacientes se casou no cartório e já estava com a data da festa de casamento estabelecida há alguns meses. Quando se encerraram as restrições, rapidamente agendaram uma festa para receber seus amigos e familiares. Frequentavam uma igreja há pelo menos dois anos, mas o pastor, ao ser informado de que na festa haveria uma banda de músicas seculares, se recusou a fazer a cerimônia religiosa. Reforço que ele tinha direito de tomar essa decisão.

Durante uma consulta, o casal me perguntou se eu poderia estar lá, dar uma palavra e fazer uma oração. Rapidamente, eu me prontifiquei. Naquela tarde, falei do amor de Deus e do significado do casamento para muitos jovens que nunca tinham ido a uma igreja nem tido contato prévio com as Sagradas Escrituras. Foi um tempo muito especial. Além disso, esse casal não se firmava em uma comunidade de fé. Depois do evento, procuraram uma igreja e estão firmes até hoje. O evangelho impacta as pessoas. Para alegrar ainda mais minha tarde, tive a felicidade de escutar músicas de uma banda de excelente qualidade. Quão maravilhosa foi a graça comum naquele dia!

## PRÁTICA 1

### ORAÇÃO

Senhor Deus, ensina-me a desfrutar da tua criação com moderação. Não permitas que eu despreze a beleza da natureza, das artes, das ciências, do lazer, dos hobbies e da vida comum. Abra os meus olhos para ver que tua Palavra me permite desfrutar de muito mais do que tenho desfrutado sem pecar. Tira-me do estilo de vida cristã que não me permite ter prazer com equilíbrio e moderação. Amém.

## PRÁTICA 2

### UM CONCEITO PARA GUARDAR

Não demonize o que a Bíblia não diz ser demoníaco.

## PRÁTICA 3

Como você se relaciona com a cultura? Você tem o hábito de desfrutar das coisas boas da vida com moderação ou é um cristão que acredita que toda expressão artística, esportes e lazer são pecado?

_____

_____

_____

## PRÁTICA 4

Medite no versículo a seguir: "Assim, quer vocês comam, quer bebam, quer façam qualquer outra coisa, façam tudo para a glória de Deus". (1Coríntios 10:31)

# 44

# Perto, mas longe de Deus

"O filho primogênito encheu-se de ira e não quis entrar. Então o pai saiu e insistiu com ele. Ele, porém, respondeu ao seu pai: 'Olha! todos estes anos tenho te servido e nunca desobedeci às tuas ordens. Entretanto, tu nunca me deste nem um cabrito para eu festejar com os meus amigos." (Lucas 15:28,29)

Alguém pode ter terminado de ler o capítulo anterior e ficado com a sensação de que eu defendo uma espiritualidade liberal demais. De fato, ter uma vida em que se possa desfrutar da criação de Deus sem culpa pode parecer para muitos um convite à libertinagem ou a uma vida descompromissada.

Há textos bíblicos que nos mostram que podemos viver uma relação não saudável com nosso Pai celestial mesmo estando no meio da igreja, fechados no ambiente religioso, sem muito contato com o mundo externo. De fato, há pessoas aparentemente perto de Deus, mas que, na realidade, estão longe.

Neste ínterim, um dos textos mais belos das Escrituras sobre a verdadeira fé saudável é a parábola contada por Jesus em Lucas 15. Sugiro que você leia todo o capítulo agora.

Um pai tinha dois filhos. No texto, o mais novo pede uma parte de sua herança antes da morte do pai, o que é uma grande afronta, e gasta tudo de maneira irresponsável. Hoje talvez fosse com festas, viagens e prostitutas. Depois de perder tudo e passar a viver quase como indigente, ele se lembra de que, na casa de seu pai, até os funcionários são bem tratados e resolve voltar para ter refúgio como empregado.

De fato, quem um dia conheceu o coração do Pai pode até ser errante por um tempo, mas sempre encontra o caminho de volta para casa.

O pai surpreende o caçula com uma grande festa e alegria, ao contrário de todos os paradigmas, o que causou ira no filho mais velho, que se sentiu injustiçado. Por vários anos, ele tinha feito tudo certo e julgou que o irmão mais novo não merecia aquele ato de graça, bondade e misericórdia, afinal, tinha feito escolhas erradas e deveria pagar por isso.

Muitos cristãos vivem uma fé doentia por serem como o irmão mais velho da parábola. Seguem todos os trâmites da obediência, da religiosidade e das regras da casa, mas de fato nunca desenvolvem a verdadeira intimidade que os liberta para desfrutarem do que têm ao lado de Deus sem medo ou culpa. Os fariseus, alvo da parábola, eram dessa maneira. Viviam de maneira extremamente religiosa e achavam ser superiores e detentores da moral perfeita e exemplar. O filho mais velho representa os fariseus e todos aqueles que se consideram dignos de receber do Pai porque estão presos na justiça própria, no moralismo e em uma atitude errônea de merecimento.

Jesus certa vez repreendeu os fariseus porque não apenas estavam longe do reino de Deus, mas também atrapalhavam quem queria entrar (Mateus 23:13). O irmão mais velho se achava mais merecedor, mas Deus (representado pelo pai descrito na parábola) nos mostra que a espiritualidade que lhe agrada está sempre mais próxima daqueles que, com sinceridade de coração, não se acham dignos da bondade divina. Quem julga fazer jus a algo está longe do Senhor e, quanto mais nos sentimos merecedores (e não pobres de espírito), mais distantes estamos do real sentido do evangelho.

Pessoas que são como o irmão mais velho podem ter uma vida pautada pela moral e por regras, mas querem controlar tudo e são incapazes de exercer graça e misericórdia com outras pessoas, quando necessário, durante a caminhada. No fundo, servem a Deus pela barganha e de maneira operacional, seguindo um roteiro de vida frustrada, triste e por vezes até pior do que de um não crente.

Cristãos parecidos com os filhos mais velhos por vezes têm a sensação de que Deus é injusto durante algum tipo de sofrimento ou perda. Julgam não ter recebido seu direito, uma vez que sempre estiveram do lado correto da vida. Sem perceber, sua espiritualidade se torna pesada. Aparentemente, tentam seguir todos os protocolos impostos para definir alguém como moralmente responsável, mas deixam de ter uma vida equilibrada que lhes permita desfrutar da totalidade da vida sem medo.

Ao longo dos meus anos de prática clínica, percebi que cristãos que agem dessa forma, apesar de viverem no lugar considerado casa do Pai, não conseguem desfrutar da verdadeira intimidade terapêutica com Deus e tendem a caminhar para os extremos do legalismo doentio ou, em algum momento, sucumbirão a terríveis quedas ou compulsões. A espiritualidade que hoje reprime você será a que amanhã o impulsionará a viver compulsões e a ficar preso a sistemas religiosos rígidos e controlados em excesso, que podem conduzir a uma vida inteira sem a presença cristã que realmente traga a abundância que Jesus prometeu.

O interessante na parábola é que o filho mais velho não tinha consciência de estar longe do pai. Se o irmão mais novo clama por graça quando atinge o pior momento de sua vida, o primogênito não percebe que ela é necessária porque não julga ter errado na caminhada. Talvez ele tenha vivido uma vida inteira vazia e triste. Quantas pessoas vivem uma vida cristã pesada sem desfrutar da graça de Deus em toda a sua plenitude!

Igor chegou ao meu consultório já com uma longa caminhada cristã. Entretanto, em uma das consultas, ele me disse que começou a achar que as pessoas fora da igreja eram mais felizes, pois aparentemente desfrutavam mais da vida e pareciam sempre estar mais leves. Ao longo das consultas seguintes, fui percebendo que ele padecia da síndrome do irmão mais velho. Criado em uma comunidade cheia de regras, nunca de fato desfrutou de uma amizade com Deus marcada por graça e misericórdia. Sempre barganhou com o Senhor e achava que a fé era um sistema em que pontos deveriam ser atingidos para ser aprovado. Para piorar, por esse motivo, ele não desfrutava do lícito (como afirmei no capítulo anterior) que poderia glorificar a Deus: música, arte, dança, amizades etc. Igor vivia em uma bolha de castração religiosa, progressivamente era tentado a achar que a vida fora da igreja era melhor.

Você já passou por um momento assim? Talvez você esteja como o irmão mais velho e lhe falte uma compreensão melhor de como viver de modo equilibrado e sem extremos diante de Deus. Não basta estar na casa do Pai, é preciso ter amizade com ele.

## PRÁTICA 1

### ORAÇÃO

Senhor Deus, não permita que eu viva na tua casa sem conhecer de fato teu amor, tua graça e misericórdia. Tira-me da bolha religiosa que me impede de desfrutar da criação com moderação ou equilíbrio. Não me deixe ser como o irmão mais velho, incapaz de me alegrar com quem quer estar perto de ti. Não me deixe ser um fariseu que atrapalha as pessoas a entrarem em teu Reino.

## PRÁTICA 2

### UM CONCEITO PARA GUARDAR

Você pode estar na casa do Pai e não conhecê-lo.

## PRÁTICA 3

É importante identificar se você é um irmão mais velho, ou seja, alguém que vive na casa do Pai, mas não o conhece plenamente. A vida cristã do primogênito é pautada por moralismo e legalismo excessivos. A seguir, apresento sinais de que você pode viver a espiritualidade do tipo irmão mais velho (perto, mas longe de Deus).

1. *Ter autojustiça*: O filho mais velho acredita que seu comportamento e seu serviço obediente lhe conferem direitos perante o Pai; pensa que merece mais por ter seguido regras. Você já pensou que Deus foi injusto porque você seguiu o protocolo espiritual padrão e nada aconteceu?
2. *Mágoa*: Ele se ressente da festa dada a seu irmão que retornou; sente-se injustiçado por perceber o tratamento desigual do Pai. Quantas vezes você já teve a sensação de que Deus foi injusto porque favoreceu alguém que não merecia? Se não confiar na providência de Deus, você vai adoecer.
3. *Falta de alegria*: Embora permaneça fisicamente com o Pai, não compartilha da alegria de receber de volta o filho perdido; sua obediência não é motivada por amor, mas por dever, o que se reflete na sua incapacidade de se alegrar com a misericórdia do Pai. Como é sua fé cristã? Sempre pesada? Você consegue se alegrar com as vitórias dos outros ou fica preso à inveja? A inveja não afeta quem é alvo dela, mas quem a tem. É um veneno para a alma que gera a falta de alegria e adoece.
4. *Comportamento subserviente*: Ele se relaciona com o Pai como escravo, não como filho que ama e é amado; indica uma relação baseada em transações, não em intimidade. Você se sente filho de Deus ou o imagina sempre carrancudo e vingativo?
5. *Orgulho*: O primogênito se considera superior ao irmão mais novo por causa do seu comportamento moral e da sua dedicação. O orgulho é a galinha dos ovos chocados. Toda espiritualidade

que faz você se sentir superior a outras pessoas o impedirá de viver a verdadeira graça de Deus.

6. *Falta de entendimento da graça:* Ele não compreende a natureza da graça do Pai, dada livremente sem base em mérito. Para viver uma fé saudável, é muito importante compreender que o amor de Deus por você é imutável. Ele simplesmente ama você. Nós o amamos porque ele nos amou primeiro.
7. *Alienação espiritual:* O filho mais velho está espiritualmente cego para seu próprio estado de perdição e distanciamento da verdade apesar de sua proximidade física com o Pai. Muitas vezes, a alienação o faz se sentir superior, mas não gera uma espiritualidade terapêutica. Você é capaz de compreender suas falhas?
8. *Distanciamento afetivo:* Apesar de estar em casa, o filho mais velho está emocional e espiritualmente alienado do Pai, assim como o filho mais novo estava fisicamente. O primogênito cumpre regras religiosas, mas não compreende a essência do evangelho, que é a graça e a misericórdia de Deus.
9. *Não desfrutar do que já é seu:* O filho mais velho não desfrutava do que já era dele. Tanto um como o outro desejavam o Pai pela mesma finalidade (dinheiro), mas o filho mais velho fez que as regras e a obediência cega o impedissem de desfrutar do que já era dele. Como você tem desfrutado da fé cristã? Você tem deixado de aproveitar algo na casa do Pai?
10. *Julgamento do outro:* O primogênito se coloca na posição do Pai, quer ser juiz sem ser. Somente Deus pode dizer algo preciso sobre a vida de alguém. Como tem sido sua fé? Você ama com misericórdia ou tem sido um juiz da vida alheia?

Das características listadas anteriormente, quais fazem parte da sua caminhada cristã? Ore e peça a Deus para tirar a síndrome do irmão mais velho de você.

_____
_____
_____
_____
_____

# 45

# Longe, mas perto

> A seguir, levantou-se e foi para o seu pai. Ele ainda estava longe quando o pai o viu, o qual, movido por compaixão, correu, abraçou-o fortemente e ternamente o beijou. O filho lhe disse: 'Pai, pequei contra o céu e contra ti. Não sou mais digno de ser chamado teu filho'. (Lucas 15:20-21)

A parábola do filho pródigo (ou do filho perdido) também nos traz um grande aprendizado sobre fé saudável com o filho mais novo. Se o filho mais velho estava distante do Pai, mesmo aparentemente vivendo na mesma casa, o filho mais novo toma a decisão voluntária de sair do ambiente em que foi criado. Ele também viveu por anos perto do Pai sem o conhecer em intimidade.

Não sabemos os reais motivos de o caçula sair de casa. Quando não compreendemos verdadeiramente o tamanho do amor de Deus por nós e a beleza de estar em casa sob sua proteção, também corremos o risco de nos distanciarmos e encontrarmos soluções em lugares que fatalmente nos levarão à ruína e à perdição.

O primogênito pode muito bem representar aqueles que tendem a conhecer o real sentido da vida por uma espiritualidade rígida, obediente, moral e rigorosa em relação aos códigos morais impostos por uma igreja. Já o filho mais novo pode representar quem tenta descobrir o sentido da vida pelo autoconhecimento, pela busca por prazeres ou por liberdade para fazer o que desejar sem dar satisfação a ninguém. A frustração com a casa do Pai, ou com a igreja, pode conduzir a outro curso de vida, ainda mais frustrante, tóxico, perigoso e doente. Este livro não é sobre não congregar, mas congregar em uma igreja saudável.

Muitos leitores podem estar como o irmão mais novo: cansados de conviver com irmãos mais velhos (religiosos, meticulosos e rígidos); fadigados do ambiente religioso em que viveram, se aventuraram a ser felizes sem as amarras da religião. Cansados, frustrados ou entediados, têm a percepção da fé cristã como chata ou rígida demais. O ser humano sempre buscará uma vida plena de sentido em outras fontes se a espiritualidade doentia substituir a saudável. Se convivemos, ao longo da caminhada, com uma fé marcada por sistemas religiosos que fomentam medo, insegurança, segregação da vida comum e até de desfrutar da criação, ficaremos tentados a buscar uma vida que faça sentido longe da casa do Pai.

Talvez aqueles que já tenham nascido em um "lar cristão" sejam tentados em algum instante a conhecer o "mundo" que não conheceram lá fora. Isso pode os levar a caminhos tão áridos quanto estar na casa do Pai sem o conhecer. Se fomos, em algum momento, feridos em nome de Deus, não devemos achar que teremos plena satisfação na vida tentando seguir um roteiro distante Dele.

Não há como viver uma vida conforme critérios e regras. Deus nos planejou para termos plenitude apenas com uma vida de intimidade em sua casa. Por "casa" não me refiro à instituição igreja – apesar de considerar fundamental pertencer a uma –, mas a estar em comunhão, a desfrutar de amizades, proteção, amor, graça e misericórdia em lugares e com pessoas que buscam o mesmo propósito. Algumas feridas somente são curadas coletivamente por meio da confissão de nossas dores uns aos outros.

Por trás de pessoas que rejeitam a igreja, há, sim, um universo claro de pessoas com motivos reais para não querer estar lá. Todavia, rejeitar a vida comunitária é um sinal evidente de que as feridas da alma provocadas por uma igreja ou personalidade abusiva ainda não foram totalmente curadas.

Além disso, Deus sempre fará algo em nosso coração para que retornemos para sua casa, de tal forma a restaurar o propósito pleno para o qual formos criados: conhecê-lo e, posteriormente, fazê-lo conhecido em uma vida comunitária. Assim, congregar com pessoas diferentes, difíceis e imperfeitas demonstra muito de nossa saúde emocional e espiritual ao longo da jornada. Como está sua vida comunitária hoje? Você tem conseguido congregar? As respostas são um reflexo muito maior de sua vida espiritual do que você pensa. Em geral, no consultório, quem rejeita completamente a vida comunitária está muito doente.

Devemos ter em mente que, uma vez marcados por Deus, as digitais do Pai ficarão em nosso coração para sempre, mesmo que tentemos exaustivamente viver distantes. É interessante observar na parábola que o filho caçula estava longe, mas, de certa forma, conhecia mais o caráter do pai que o primogênito que estava perto. Ao chegar ao limite de suas eventuais compulsões e dissoluções, o mais novo se lembra de que na casa de seu pai há sempre alimento e lugar à mesa, inclusive para os funcionários de nível hierárquico mais baixo. Existiam lembranças em seu coração de que o pai era amoroso, perdoador e bondoso.

Talvez você tenha lembranças assim em seu coração em relação a Deus, mas ainda relute em buscá-lo por causa de alguma circunstância atual. Em alguns momentos, porém, seu coração tem sido tomado por certa saudade que nada neste mundo tem sido capaz de suprir. A voz de Deus pode ressoar em seu coração, e você talvez não a esteja percebendo. Quando conhecemos a Deus, não há como fugir de sua presença. Por mais que tentemos viver conforme nossos critérios de felicidade e bem-estar – esta é a grande tentação do mundo atual –, sempre chegaremos a um ponto de nossa vida em que a única escolha vai ser voltar para a casa do Pai.

Talvez muitas de suas angústias existam porque Deus está falando para você voltar para casa, mas suas decisões erradas e experiências vividas teimam em convencê-lo de que não é possível recuperar a identidade de filho de Deus nem sua herança espiritual. A culpa e a vergonha do que você viveu podem parecer uma barreira ao arrependimento e à reconciliação com o Senhor.

A parábola do filho perdido nos mostra o contrário. O Pai, Deus, vê o filho se aproximar de longe e, cheio de compaixão, corre na direção dele e o abraça e beija. Para a cultura da época, correr dessa maneira era um ato indigno. Fazer isso na direção do filho que tinha pedido herança antecipada era completa humilhação.

Deus nos mostra o poder da graça, do favor imerecido, da misericórdia, da compaixão, dos recomeços e do seu imenso amor para conosco. Ele nos busca amorosamente com sua voz suave no meio do chiqueiro e corre na direção dos nossos braços, ciente de que não estamos limpos, para demonstrar a inexistência de pré-requisitos para voltarmos para casa. A casa do Pai é um lugar de recomeços. Ele simplesmente nos ama porque decide nos amar.

O que você está esperando para voltar para casa?

## PRÁTICA 1

### ORAÇÃO

Senhor Deus, sinto que preciso voltar para casa. Em muitos momentos, a religiosidade falsa me afastou do verdadeiro caminho do precioso evangelho. Peço-te que cures meu interior, me tires dos traumas e de todo sentimento que me impede de voltar a ter um relacionamento contigo. Mostra-me que teus braços estão sempre abertos para me receber com alegria, amor, perdão e cura. Ensina-me a ter convicção de que tu tens prazer em correr ao meu encontro para novamente me colocar nos teus braços. Amém.

## PRÁTICA 2

### UM CONCEITO PARA GUARDAR

Você não conseguirá viver longe da casa do Pai.

## PRÁTICA 3

### REFLEXÃO

Você está distante da casa do Pai? O que ocorreu em sua jornada espiritual que hoje impede você de andar com Deus? Qual tem sido o espaço de Deus na sua vida?

_____
_____
_____

Duas características marcaram o distanciamento do filho mais novo:

- *Desejo por independência e ser a melhor versão:* O filho mais novo pede sua parte da herança enquanto seu pai ainda está vivo, um gesto que simboliza seu desejo de independência, rejeição da vida em família e necessidade de viver conforme suas regras. Hoje escutamos que devemos ser nossa melhor versão e felizes custe o que custar. Esse caminho, porém, nos leva à destruição porque não há como ter estabilidade emocional longe do Pai. Você já foi tomado por esse desejo?

- *Hedonismo e busca por prazeres:* Depois de receber sua herança, o caçula parte para uma terra distante, onde desperdiça seus recursos em vida dissoluta, ao procurar por prazer nos prazeres imediatos e materiais, sem pensar nas consequências a longo prazo de suas ações. Você pensa nas consequências de longo prazo de suas escolhas? Qual é sua reflexão sobre seu destino eterno?

Duas características marcaram a aproximação do filho mais novo:

- *Arrependimento:* Após gastar todo seu dinheiro e enfrentar a miséria, especialmente durante a fome na terra em que estava, o filho mais novo chega a desejar alimentar-se da comida dos porcos, o que para um judeu simbolizava um estado de grande impureza. Esse momento de profunda necessidade o leva a refletir sobre sua vida e a reconhecer seu erro e o quanto havia se afastado dos valores de sua família. Qual mudança de rota você precisa fazer hoje?
- *Humildade:* Depois de reconhecer seu erro, o filho mais novo decide retornar para a casa de seu pai, preparado para admitir suas falhas e pedir perdão. Disposto a assumir a posição de servo, mostra mudança significativa de atitude: de arrogância para humildade. O verdadeiro arrependimento nos leva à humildade e nos faz retornar à casa do Pai sem medo.

Em qual estágio sua vida está hoje? Escreva uma oração pedindo a Deus para reconstruir sua vida.

# 46

# Supere a culpa

"Ninguém, Senhor", disse ela. Jesus declarou: "Eu também não a condeno. Vá e, de agora em diante, abandone a sua vida de pecado". (João 8:11)

Portanto, agora já não há condenação para os que estão em Cristo Jesus. (Romanos 8:1)

Ninguém está imune ao sentimento de culpa. Ele surge quando agimos ou tomamos decisões das quais posteriormente duvidamos, questionamos se são corretas, possíveis ou necessárias. Muitas pessoas também sentem culpa não apenas pelo mal que fizeram, mas pelo bem que eventualmente deixaram de fazer. Há mães com sentimento de culpa crônico por acharem que sempre falham com os filhos. Ainda existe a culpa de quando reprovamos nossas ações, o que nos gera tristeza, angústia e frustração. Até crianças pequenas podem apresentar elevado grau de culpa.

Existe também culpa por ter algo aparentemente bom que outros não têm. Muitas pessoas podem se culpar por terem uma boa condição financeira, terem determinados dons, privilégios e, inclusive, por terem saúde enquanto outros lutam contra enfermidades crônicas. Em psiquiatria, atendemos muitas pessoas que se culpam por julgarem ter tudo e, mesmo assim, sofrer de depressão ou ansiedade.

Alguns sentem mais culpa do que outros, e essa sensação está enraizada sobretudo nas experiências da infância. Pais exigentes, narcisistas ou com uma espiritualidade moralista e extremista podem condicionar seus filhos a sentir maior culpa ao longo de toda a vida. Pais muito duros podem sugerir aos filhos, tanto pelo comportamento quanto pelas conversas do dia a dia, que tudo o que dá prazer é pecado, o que pode fazer que muitos até demonizem a felicidade ou a alegria.

Outros tantos, diante das dores do mundo, sentem-se como se estivessem proibidos de experimentar algum grau de felicidade, pois carregam sempre um sentimento de falta ou culpa. Ser cristão se torna, dessa forma, sinônimo de ser sisudo, sério ou impossibilitado de experimentar prazeres. Em alguns ambientes religiosos, a postura séria e fechada é elogiada; pessoas alegres e extrovertidas podem se sentir culpadas e julgadas por sua espontaneidade.

Há também mecanismos biológicos geradores da culpa excessiva. Pessoas com predisposição genética à ansiedade, aos quadros obsessivos compulsivos e a determinados padrões de personalidade, como o ansioso, podem sofrer mais com a culpa e se aprisionar a pensamentos negativos e autopunitivos disfuncionais. Muitos pacientes sofrem de culpa excessiva por não tratarem adequadamente quadros de depressão, ansiedade ou algum tipo de TOC.

> A abolição da culpa é um remédio para a fé saudável.

É possível também ficarmos mais sensíveis aos julgamentos dos outros, o que nos impossibilita de produzir os frutos divinos que Deus nos chamou para gerar. Além disso, o medo do julgamento alheio nos aprisiona e nos impede de viver a espiritualidade saudável planejada por Deus para nós.

A culpa, se levada de modo crônico e sem o devido tratamento, pode originar respostas agressivas e defensivas ou promover isolamento social doentio. Outros podem recorrer a uma espiritualidade extremista para apaziguar o sentimento de culpa; assumem uma fé marcada por rigidez moral que pouco a pouco rouba a alegria e o verdadeiro contentamento em Deus.

Pessoas muito religiosas podem esconder a culpa e achar que sempre devem algo ao Senhor. Por trás dos religiosos doentes e moralistas, podem estar escondidos cristãos que ainda não compreenderam a graça divina capaz de superar culpas, perdoar pecados e possibilitar recomeços. A culpa pode nos tornar críticos ferozes do próximo ou nos levar a viver em autojustificação. Pessoas muito defensivas podem também carregar crônicos sentimentos de culpa. Há, ainda, a possibilidade de a culpa nos aproximar do Pai; afinal, pode ser o início de um processo terapêutico que conduz a arrependimento, perdão e convicção de que Deus, de fato, nos propõe diariamente possibilidades de recomeços. A culpa só é terapêutica se nos leva ao arrependimento e ao perdão.

Quando compreendemos que o evangelho pode se tornar um caminho para a abolição da culpa, há impulsionamento, arrependimento e transformação que nos capacitarão a seguir em frente rumo a novos caminhos, mentalidades e padrões de relacionamentos. O filho pródigo provavelmente sentiu-se culpado por suas péssimas escolhas de vida, o que não o impossibilitou de seguir rumo à casa do pai. A mulher adúltera ouviu de Jesus que o caminho era seguir sem continuar a pecar. Paulo foi além ao dizer que não há condenação alguma para aqueles que estão em Cristo Jesus, ou seja, não há pecado nem atitude que Deus não possa perdoar ou que nos impossibilite de ser amados e acolhidos.

Quem recebe a revelação divina de tão grande amor não será um reincidente crônico. O peso retirado das costas pela abolição da culpa produzirá uma vida mais leve, saudável, santificada e com maior desejo de servir a Deus sem restrições. Aqueles que realmente ficam livres da culpa passam a buscar ao Senhor por meio de um relacionamento cada vez mais íntimo, deixando de seguir apenas um rígido código de normas morais. A abolição da culpa é um remédio para a fé saudável.

Qual é a sua culpa? Existe algo no seu passado que o aprisiona? Você se sente em falta com Deus? Talvez o início de sua cura emocional passe pela superação da culpa. Para que isso seja feito em um caminho que gere arrependimento, você precisa de apenas duas coisas: compreender que não existe condenação e que Deus pode capacitá-lo a seguir sem pecar mais, mesmo que haja acidentes no percurso. Recomece sua vida hoje.

## PRÁTICA 1

### ORAÇÃO

Senhor Deus, sei que teu amor é capaz de me libertar de toda culpa. Não há nenhuma condenação em minha vida porque estou em Cristo Jesus. Ajude-me a superar o que me aprisiona. Liberte-me de toda culpa. Não permita que eu seja refém do passado. Transforme a culpa em graça de tal forma que a culpa seja apenas o início de um processo genuíno de arrependimento diante de ti. Amém.

## PRÁTICA 2

### UM CONCEITO PARA GUARDAR

A culpa adoece, o arrependimento cura.

## PRÁTICA 3

Você sente alguma culpa que não consegue superar? Existe algo em seu passado que o aprisiona?

_____
_____
_____

Medite em Salmos 32 (A Mensagem)

Considere-se afortunado, feliz mesmo: você que ganhou um novo começo e cuja ficha está limpa. Considere-se afortunado: o Eterno não tem nada contra você, e você não está escondendo nada dele. Quando guardei tudo para mim, meus ossos se transformaram em pó, minhas palavras eram gemidos intermináveis. A pressão nunca cessava, a ponto de todo o líquido do meu corpo secar. Então resolvi pôr tudo para fora. Eu disse: "Confessarei todos os meus pecados ao Eterno". De repente, a pressão foi embora — minha culpa evaporou, meu pecado desapareceu. Com isso, cheguei a uma conclusão: todos temos de orar, porque, quando as represas arrebentarem e tudo inundarem, estaremos em terreno alto e sairemos ilesos. O Eterno é minha ilha de refúgio; ele mantém o perigo bem longe da praia, e os louvores são como um colar em volta do meu pescoço. Deixe-me dar uns bons conselhos a você, olhando nos seus olhos, falando diretamente a você: 'Não seja teimoso como o cavalo ou a mula que precisam de freio e rédea para se manter no caminho'. Os que desafiam Deus estão sempre desorientados, mas os que confiam em Deus são amados em qualquer situação e lugar. Celebrem O Eterno! Cantem juntos — todos! Vocês, de coração honesto, não se calem!

Considere as seguintes passagens do salmo:

*Quando guardei tudo para mim, meus ossos se transformaram em pó:* doenças psicossomáticas

*Quando coloquei para fora, minha culpa evaporou:* cura.

Faça uma oração a Deus pedindo libertação de toda culpa. A culpa pode levar a sentimentos de vergonha, medo e a uma variedade de problemas psicológicos. Leve sua culpa a Deus e aceite o perdão divino.

_____
_____
_____
_____
_____
_____
_____

# 47

# A graça que torna nossa caminhada mais leve

> Pela graça vocês são salvos, por meio da fé, e isto não vem de vocês, é dom de Deus; não por obras, para que ninguém se glorie. (Efésios 2:8-9)

A graça é terapêutica. Ela cura e sua adequada compreensão transforma a vida emocional e espiritual de todo cristão. Pela graça, somos salvos e isso não depende de maneira alguma de nós. De fato, a graça divina em nos salvar antecede qualquer esforço nosso para a salvação, pois é plena, suficiente e não exige mérito de nossa parte.

Nesse ponto, para muitos, a graça divina pode ser um grande escândalo. Afinal, em um mundo no qual nada é de graça, como a salvação não exige obras nem contrapartida de nossa parte? Por mais que tentemos negar esse fato, as Escrituras são claras em afirmar que nossa salvação provém exclusivamente de Deus, não há nenhuma forma de saldo positivo por cumprimento de regras morais que possamos desenvolver ao longo da vida.

> A graça é terapêutica.

Salvos pela graça, nosso relacionamento com Deus é curado e deixa de ser marcado por medo e barganha. Certos da salvação e de que vamos morar no céu, ficamos livres de atravessadores que tentam nos vender ritos de passagem, indulgências ou determinar um preço para que possamos desfrutar da eternidade. Ao reconhecer nosso livre acesso a Deus e a salvação pela graça, podemos desfrutar e ir muito além em nossa vida espiritual. A graça nos liberta para viver parte da eternidade desde já: "Quem crê no Filho tem a vida eterna; já quem rejeita o Filho não verá a vida, mas a ira de Deus permanece sobre ele" (João 3:36).

A promessa de Deus é que, se crermos, teremos a vida eterna. Não precisamos temer perder a salvação ou acreditar que o Senhor calcula nosso saldo espiritual para ver se estamos aptos a, no futuro, desfrutar da eternidade ao lado dele. Tudo o que era necessário para nossa salvação já foi feito por Jesus na cruz. Não podemos ser cristãos e viver aprisionados pelo medo de não ir para o céu nem de que o pecado nos impossibilita de desfrutar da comunhão eterna com o Salvador.

A graça é um convite para viver desde já parte do que seremos após a ressurreição dos mortos. Um cristão nascido de novo já está nas regiões celestiais e deve orar para que essa realidade já seja manifesta em sua vida.

Pode parecer simples, mas é incrível a quantidade de cristãos que atendo diariamente e que não têm certeza da salvação. Alguns deles respondem com um sorriso amarelo quando indagados sobre seu destino eterno: "Não tenho certeza se mereço ser salvo". Por um lado, eles sabem que não há salvação por obras; por outro, estão presos às armadilhas de que podem, por mérito, fazer algo que aumente sua pontuação espiritual e os torne aprovados por Deus. A graça é tão maravilhosa que pode ser difícil de aceitar.

A graça também tira de nós o medo do futuro e acarreta uma percepção saudável do fim dos tempos. Se temos certeza da salvação, devemos ter igual convicção de que Deus nos dará força para perseverar até o fim e sustentar a fé nele. Ainda que passemos por oscilações espirituais, tenhamos falta de fé e dúvidas, Deus, por meio do Espírito Santo, nos manterá salvos e amados até o fim da nossa vida. Jesus disse que não perderia nenhum daqueles que o Pai lhe confiou: "E esta é a vontade daquele que me enviou: que eu não perca nenhum dos que ele me deu, mas o ressuscite no último dia" (João 6:39), e "Ele os manterá firmes até o fim para que vocês sejam irrepreensíveis no dia de nosso Senhor Jesus Cristo" (1Coríntios 1:8).

Se a salvação dependesse de nós, com certeza a perderíamos. Se fosse resposta ao mérito, seria impossível atingir os padrões morais e santos de Deus para alcançá-la. Entretanto, o Senhor nos manterá firmes até o fim e seremos justificados por meio do sacrifício definitivo de Cristo na cruz. Devemos, então, repelir de nossa mente e nosso coração o medo de não termos a salvação ou de que possamos ter feito algo ao longo da caminhada que possa ter causado uma sentença irrevogável rumo ao inferno. Se você lida com a culpa e esse sentimento o distancia do Criador, você provavelmente não compreendeu a graça.

A graça, entretanto, não foi gratuita. Ela foi nos dada por Deus mediante o sacrifício de Jesus na cruz, um alto preço:

> "Pois sabem que não foi por meio de coisas perecíveis como prata ou ouro que vocês foram redimidos da sua maneira vazia de viver, transmitida por seus antepassados, mas pelo precioso sangue de Cristo, como de um cordeiro sem mancha e sem defeito." (1Pedro 1:18-19)

Somos pecadores e seríamos merecedores do inferno eterno. Deus é totalmente santo e justo e é por isso que dependemos unicamente de sua graça e bondade para nos livrar das consequências do pecado e obter perdão para nosso passado, presente e futuro. A salvação pela graça nos traz paz e tranquiliza nossas emoções nos dias que falhamos em cumprir as leis divinas.

Já estamos justificados por Cristo. Liberte-se de qualquer sentimento ou entendimento de que você não possa ser salvo. Jesus já garantiu para você o passaporte rumo ao céu.

## PRÁTICA 1

### ORAÇÃO

Senhor, peço a ti que me dês entendimento de tua graça. Traga a convicção ao meu coração de que eu já estou salvo mediante a fé em Cristo. Que a certeza de que teu Espírito me fortalecerá até o fim me proporcione paz, alegria e perseverança. Tire toda condenação do meu coração. Amém.

## PRÁTICA 2

### UM CONCEITO PARA GUARDAR

Se Deus não condena você mais, por que você insiste nisso?

## PRÁTICA 3

Ao tentar compreender melhor a graça, muitos cristãos se deparam com importantes questionamentos: A graça não pode se tornar hipergraça a ponto de propiciar o pecado? Não poderia levar alguém a viver uma vida dissoluta e sem compromissos com Deus?

Em primeiro lugar, devemos compreender que quem genuinamente teve um encontro com Cristo não persiste no erro, pecado ou engano. De fato, não viver permanentemente no pecado — ou seja, viver confortavelmente com ele — é consequência, não causa da salvação. Além disso, não existe graça sem comprometimento real com Jesus. A graça nos chama ao discipulado e ao compromisso genuíno com Deus.

Para que a graça não se torne um caminho para a hipergraça destruidora, alguns princípios devem ser observados.

1. *Ela deve andar junto com o arrependimento*: A verdadeira graça convida ao arrependimento sincero, não ao remorso superficial. Reconheça e se afaste do pecado, busque ativamente mudar comportamentos e atitudes não alinhados com os ensinamentos de Cristo.
2. *Ela nos convida a viver em comunidade*: A graça nos convida a viver em comunidade, onde a confissão de pecados e a responsabilidade mútua são praticadas. A graça que nos afasta do corpo de Cristo pode ter princípios distorcidos embutidos. Nossa fé foi desenhada pelo Senhor para ser vivida individual e coletivamente pela graça.
3. *Ela gera obediência*: A graça exige uma obediência profunda aos ensinamentos de Cristo, o que envolve estudar a Palavra, orar com regularidade e tentar viver de acordo com os princípios bíblicos, ainda que implique em desafios pessoais, rejeição social ou rupturas com estruturas sociais valorizadas.
4. *Ela provoca mudança contínua*: A verdadeira graça nos faz entrar em jornada de transformação constante, molda nossa vida para refletir mais de perto a imagem de Jesus. Se dissermos que andamos na graça e nosso caráter não estiver transformado, progressivamente, conforme a imagem do Senhor, algo está errado em nosso discipulado. A graça não gera comodismo. Pelo contrário, ela nos impulsiona à santificação.
5. *Ela não é egoísta*: Viver a graça também significa trabalhar ativamente por justiça, paz e reconciliação em todas as áreas da vida. A graça não nos afasta do mundo real, mas aproxima. Ao viver a graça, somos verdadeiramente livres para lutar para que o reino de Deus alcance a vida de outras pessoas. A graça nos faz querer distribuí-la. Não há adequada percepção da graça sem amor por propagar o evangelho.

Como você vive a graça de Deus? Ore para que Deus traga a você adequada e equilibrada percepção da graça.

# 48

# A graça salva instantaneamente, mas a santificação é progressiva

> Porque Deus nos escolheu nele antes da criação do mundo, para sermos santos e sem culpa diante dele. Em amor nos predestinou para sermos adotados como filhos, por meio de Jesus Cristo, conforme o bom propósito da sua vontade, para o louvor da sua gloriosa graça, a qual nos deu graciosamente por meio do Amado. (Efésios 1:4-6)

Como é possível viver uma fé equilibrada, compreender a graça sem correr o risco de que ela se transforme em caminhada irresponsável e rendida à teologia liberal nem que promova cristianismo descomprometido? Parafraseando um famoso teólogo: como viver a graça sem a deixar barata, sem gerar pregação desconectada de arrependimento e sem caminhada cristã que demande discipulado?

Devemos compreender que aqueles que receberam a salvação em Cristo, mesmo que perseverem até o fim, terão oscilações ao longo do caminho em seu processo de santificação, e o pecado será sempre um acidente de percurso.

Imagine-se deslocando-se de carro em uma estrada e, de repente, o pneu fura. É perfeitamente normal. Imagine agora outro cenário: você está deslocando-se com o carro em uma estrada e o pneu fura várias vezes ao longo de um trajeto curto. O segundo cenário pode indicar que o condutor não esteja apto a dirigir, por ter o problema recorrente. Na caminhada cristã, o pecado é o pneu furado. Ter pneu furado não invalida o carro; trocamos o pneu e seguimos a viagem. Se o pneu furar várias vezes em um trajeto curto, devemos fazer uma séria reavaliação de como conduzimos nosso destino.

Um cristão verdadeiro, salvo, vai progredir em níveis de santificação e renovação da mente, mesmo que o processo seja diferente para cada pessoa e que pequemos ao longo do caminho. É impreterível compreendermos que é impossível seguir em progressão na busca da santidade e no cumprimento das leis de Deus por conta própria. Se confiarmos apenas em nossa própria força, a fé cristã se tornará um peso enorme e o cristianismo será um fardo pesado demais para ser carregado.

As Escrituras nos afirmam que, na nova aliança em Cristo, Deus colocaria suas leis em nosso coração. É uma tarefa do Espírito Santo e da Palavra de Deus: "'Esta é a aliança que farei com o povo de Israel depois daqueles dias', declara o SENHOR: 'Porei a minha lei no íntimo deles e a escreverei no seu coração. Serei o Deus deles, e eles serão o meu povo'" (Jeremias 31:33). Deus já sabia que seria impossível termos uma inclinação permanente para alcançar a santificação e o pleno conhecimento do Senhor. Na nova aliança, o Espírito Santo vem habitar em nós e progressivamente inclina nosso coração até a "boa, agradável e perfeita vontade de Deus" (Romanos 12:2).

A palavra "santificação", aqui, se refere ao processo sobrenatural divino executado em nós e iniciado com nossa regeneração — a entrega da nossa vida a Cristo —, que faz que abandonemos o pecado, avancemos no conhecimento de Deus e nos tornemos cada vez mais parecidos com Jesus progressivamente. O processo é, ao mesmo tempo, um dom divino da graça, que é impossível de ser feito por esforços humanos, mas requer mentalidade ativa de cooperação humana. As Escrituras apontam para o caminho da ativa cooperação com Deus pela santificação: "Por essa razão, empenhem-se para acrescentar à sua fé a virtude; à virtude, o conhecimento". (2Pedro 1:5)

A Palavra nos orienta ao empenho, não ao descuido, à diligência e ao zelo rumo à fé equilibrada. O perigo surge se acharmos que o processo pode ser feito somente por força humana, autocontrole, ação obstinada por ser santo e, inclusive, pela vida reclusa em um mosteiro. A virtude é consequência da ação divina que impulsionará nosso coração à prática da verdade cristã.

A santificação será, então, um processo contínuo por meio do qual Deus, por graça e misericórdia, muda progressivamente nossos hábitos e comportamentos, nos leva a executar obras que nos tornam mais parecidos com Cristo, mesmo que sejamos pecadores até o fim da vida. Esse aprendizado é como a alfabetização, cujo professor é a Palavra de Deus. Se você não lê a Bíblia, não está sendo alfabetizado na linguagem de Deus.

Na justificação, somos libertos da ira divina e já estamos salvos (você foi justificado quando entregou sua vida a Cristo). Na santificação, mudamos progressivamente pelo poder do Espírito e da Palavra de Deus. A justificação é definitiva, a santificação, progressiva.

Por que esses conceitos são importantes para a espiritualidade emocionalmente saudável?

Como afirmei, muitos cristãos tentam seguir o caminho apenas com a própria força na tentativa de agradar a Deus, o que pode aumentar substancialmente os sintomas ansiosos e, inclusive, produzir pensamentos obsessivos de cunho religioso, sentimentos de fracasso e culpa. Pessoas com eventuais traços de personalidade ansiosa, obsessivas ou condicionadas psicologicamente à autocobrança podem piorar a saúde emocional depois da conversão se não compreenderem a santificação como progressiva e dependente da misericórdia divina.

Muitos cristãos se frustram porque vivem uma fé do tipo "pode" *versus* "não pode" e tentam seguir um conjunto de regras morais sem que o coração seja transformado por Deus, de dentro para fora. Paulo já nos disse que essa seria uma grande frustração:

> Portanto, não permitam que ninguém os julgue pelo que vocês comem ou bebem, ou com relação a alguma festividade religiosa ou à celebração da Festa da Lua Nova ou dos dias de sábado. Tudo isso é sombra das coisas que estavam por vir; a realidade, porém, encontra-se em Cristo. Não permitam que ninguém que tenha prazer em uma falsa humildade e na adoração de anjos os impeça de alcançar o prêmio. Tal pessoa conta detalhadamente as suas visões, e a mente carnal dela a torna orgulhosa. Não está unida à cabeça, por meio da qual todo o corpo, sustentado e unido por seus ligamentos e juntas, se desenvolve com o crescimento dado por Deus. Já que vocês morreram com Cristo para os princípios elementares deste mundo, por que, como se ainda pertencessem ao mundo, vocês se submetem a regras: "Não manuseie!", "Não prove!", "Não toque!"? Tais mandamentos têm aparência de sabedoria, com a sua pretensa religiosidade, falsa humildade e austeridade com o corpo, mas não têm valor algum para refrear os impulsos da carne. (Colossenses 2:16-23)

Preste atenção ao texto do dia: essas coisas não têm valor nenhum para refrear os impulsos da carne. Nenhum. Se você seguir a fé do tipo "pode" *versus* "não pode", vai adoecer e o cristianismo não será vida em abundância para você.

Paulo nos diz que Deus já nos perdoou nossos pecados, nos justificou e venceu a guerra cósmica contra Satanás por nós. Podemos não viver essa verdade em toda integralidade, mas um dia estaremos no reino que Cristo vai formar na sua segunda vinda. Até lá, viver uma fé do tipo "Não toque nisto", "Não prove aquilo", "Não ponha as mãos acolá" será uma grande frustração emocional. Deus nos convida a orarmos e termos o entendimento aberto para saber quem somos em Cristo. É terapêutico para a alma.

Quanto mais temos a dimensão de quem somos em Cristo, menos ficamos reféns de medo, cobrança, culpa e religiosidade pela própria força. O Espírito Santo nos ajuda de dentro para fora a, de fato, vivermos uma fé cristã que frutifique sem culpa, medo ou neuras.

> Quando vocês estavam mortos por causa das transgressões e da incircuncisão da carne de vocês, Deus lhes deu a vida com Cristo. Ele nos perdoou todas as transgressões e cancelou a escrita de dívida, que consistia em ordenanças e que era contra nós. Ele a removeu, pregando-a na cruz, e, depois de ter despojado os poderes e as autoridades, humilhou-os publicamente quando triunfou sobre eles na cruz. (Colossenses 2:13-15)

Há algo muito importante sobre a santificação: ela é um processo individual, pois todos temos histórias diferentes de vida. Quando olhamos para uma pessoa, devemos ter em mente que somente conseguimos ver uma camada externa de suas emoções, sem acesso à adequada compreensão dos mecanismos que levam aos vícios de comportamento ou à tendência a reincidir em certos pecados.

Não afirmo com isso que devemos relativizar o pecado, tampouco que ele não deve ser alvo de oração e busca por arrependimento diante de Deus. Entretanto, em diversos momentos, cristãos pedem perdão a Deus, sem ter um processo contínuo de oração, aconselhamento e discipulado ativo para tratar os mecanismos emocionais internos que os levam a pecar. Um único pecado pode ter origem em processos emocionais internos completamente distintos. Deus, quando vê o pecador, sabe discernir com precisão a origem em cada um de nós.

Algumas pessoas são mais propensas a ver pornografia, mesmo depois da conversão, dependendo da exposição sexual prévia ao novo nascimento. Uma mente que memorizou esse tipo de prazer será mais propensa a reincidir ao menor gatilho, o que não faz que a pornografia não seja pecado nem que o praticante não seja responsável diante de Deus, mas muda nossa compreensão e oração pela santificação para que a recaída não ocorra.

Se você constantemente tropeça no mesmo pecado, é essencial procurar aconselhamento bíblico, psicoterapia etc., para tratar as causas, de modo que você não fique preso a um ciclo vicioso de frustração e culpa. A santificação não é o caminho de apenas deixar de manifestar externamente algo que não agrade a Deus, mas um processo interno para transformar suas inclinações de maneira profunda.

Nestes anos de prática clínica, vejo que esse ponto é bastante negligenciado no aconselhamento cristão, uma vez que tratamos o pecado como um sintoma sem compreender a estrutura interior ampla e adoecida. Essa compreensão é importante porque podemos ter pessoas que não apresentam grandes falhas morais externas, mas estão presas a pecados considerados menores internamente, como preguiça, gula, inveja, orgulho etc. Quantas pessoas se escondem sob uma casca externa de piedade, mas não têm coração e mente renovados em muitas áreas!

A humanidade ranqueia pecados — é certo que alguns têm mais consequências que outros, mas Deus não nos vê dessa forma. Tendemos a enfatizar questões periféricas que não são pecados ou a achar que alguns pecados são piores que outros. Todavia, pecados do coração, como inveja, orgulho, lascívia etc. são catalizadores de diversos outros pecados e compulsões.

Assim, a santidade não nos levará a ter pensamentos de superioridade em relação aos outros, mas nos conduzirá ao caminho de simplicidade, humildade e misericórdia quando olharmos para as dificuldades de quem está ao nosso redor. A santificação não é um código moral que afasta as pessoas. Jesus atraía, não repelia pessoas. Se a santificação desejada nos faz pensar que somos superiores às outras pessoas, ainda que sutilmente, talvez de fato não compreendamos o evangelho. Caminhar com Deus faz de nós pessoas mais amorosas e misericordiosas, não justiceiros da vida alheia. Passamos a compreender que alguns muitas vezes tropeçam nas mesmas pedras porque têm mecanismos internos causando essa predisposição.

É claro que as Escrituras nos dizem que certos pecados são diferenciados na repercussão espiritual, mas não dizem que devemos deixar de orar para que Deus sonde nosso coração e vasculhe nossa estrutura para alcançarmos a mente de Cristo em nós: "'pois quem conheceu a mente do Senhor para que possa instruí-lo?' Nós, porém, temos a mente de Cristo" (1Coríntios 2:16).

Deus nos salvou para que a mente de Cristo seja instalada aos poucos em nós e para que possamos pensar, amar, sentir e experimentar um relacionamento com o Pai conforme Cristo experimentou. Imagine que a mente de Cristo está na nuvem — como a da internet, ou seja, o Espírito Santo em você tem a mente de Jesus atuando em sua vida —, mas Deus vai fazer o download em sua mente ao longo de sua caminhada de fé.

Não há vida cristã emocionalmente saudável sem a percepção progressiva da santificação. Compreenda que, somente pelo poder do Espírito Santo, você vai conseguir derrubar alguns gigantes da sua alma.

## PRÁTICA 1

### ORAÇÃO

Senhor, transforme a minha mente. Sei que a santificação é um processo contínuo e individual. Estou cansado de lutar com minhas próprias forças. Que o teu Espírito me capacite a ter a mente de Cristo e me ensine a compreender que, debaixo da superfície do pecado, existe uma história de vida a ser tocada por ti. Dai-me a paciência de reconhecer que a santificação é um processo contínuo, mas progressivo. Amém.

## PRÁTICA 2

### UM CONCEITO PARA GUARDAR

Você já tem a mente de Cristo. Faça o download dela.

## PRÁTICA 3

Você tem algum pecado no qual vive tropeçando e não consegue superar? Quais são seus pecados recorrentes?

## PRÁTICA 4

Escreva uma oração a Deus listando seus pecados ou comportamentos recorrentes para os quais você gostaria de libertação. Seja honesto com seus sentimentos. Ore sabendo que o Senhor conhece sua estrutura e é amoroso por permitir grandes recomeços.

## PRÁTICA 5

Medite no versículo e reflita no fato de que não somos transformados instantaneamente, mas, de maneira progressiva, de glória em glória.

Assim, todos nós, que com a face descoberta contemplamos a glória do Senhor, estamos sendo transformados segundo a sua imagem com glória cada vez maior, a qual vem do Senhor. (2Coríntios 3:18)

# 49

# Não viva em uma comunidade doente

Pois chegará o tempo em que não suportarão a sã doutrina; ao contrário, segundo os seus próprios desejos, juntarão para si mesmos mestres que lhes digam o que os seus ouvidos, coçando, desejam ouvir. Eles se recusarão a dar ouvidos à verdade, voltando-se para os mitos. (2Timóteo 4:3-4)

A vida cristã não pode ser vivida sem a perspectiva comunitária. Por mais que tenhamos um número imenso de testemunhos ruins, nestes anos todos, vi como as igrejas saudáveis mudam a vida de muitas pessoas. Particularmente, não considero saudável não congregar e não estar em comunhão comunitária.

Quando uso "comunidades", refiro-me às diversas formas como Deus nos permite estar reunidos em seu Reino. Existem igrejas sem placa ou denominação, outras vivem em comunidade, apenas em pequenos grupos. Há as mais tradicionais e comuns, com templo e estruturas pastorais organizadas. Independentemente da forma, o Senhor deseja que estejamos vinculados a um corpo e façamos liturgias espirituais em comunidade.

Pela graça e providência, vejo que muito do que podemos viver no reino de Deus desde já somente acontece em comunidade. Igrejas saudáveis são comunidades terapêuticas, ainda que com enorme diversidade quanto à liturgia ou teologia. Inclusive, enxergo essa diversidade não como falta de coesão no cristianismo, sobretudo protestante, mas como a bondade divina que nos permite experimentar o Reino de diferentes maneiras por sua graça multiforme. Ter vários tipos de igreja, teologia e liturgia é um mecanismo da graça para todos serem acomodados e incluídos em sua diversidade.

É certo que não afirmo, com isso, que devemos ser ecumênicos ou desprovidos de doutrina sólida e racional. Em cada igreja que frequentarmos, é essencial conhecer os fundamentos que a regem. É necessário, porém, termos maturidade para eventuais diferenças entre as comunidades, pois Deus permite que o Espírito Santo trabalhe com as especificidades de cada lugar. Podemos ser reformados e carismáticos; pentecostais, mas não esotéricos. Respeitosos com as tradições — sim, o cristianismo também valoriza e permite tradições — sem fazer delas algo segregador de outros cristãos. Podemos e devemos aprender com a multiforme graça de Deus, que se expressa em diversidade maior do que pensamos e nos ensina a compreender a existência de debates inúteis e infrutíferos. Somos cristãos que constroem pontes.

> Igrejas saudáveis são comunidades terapêuticas.

O Senhor é tão grandioso em esplendor, sabedoria e glória que pode se revelar de maneira diferente em muitos lugares, sem que isso afete o alvo principal de nossa fé: somos salvos em Cristo e devemos viver para a glória dele.

Como afirmei, graça, perdão, arrependimento e santificação são pilares para o desenvolvimento de emoções saudáveis. Essas disciplinas devem ser exercidas em comunidades de fé saudáveis. Uma comunidade doente, com liturgias e lideranças doentes, será uma base frágil para tentar construir sobre ela emoções saudáveis.

Se congregar é muito importante, é igualmente necessário identificar igrejas tóxicas, abusivas ou não saudáveis emocionalmente. Não me refiro a eventuais discordâncias teológicas ou doutrinárias, mas a mecanismos difundidos em igrejas destrutivas e presentes em qualquer espectro doutrinário ou teológico. Reconhecer esses mecanismos é fundamental para entender o impacto negativo dessas comunidades sobre nós, tanto individual quanto coletivamente.

Listo, a seguir, de modo condensado, as principais características de igrejas tóxicas e abusivas que vimos ao longo deste livro:

1. *Liderança autoritária e controladora:* Os líderes dessas igrejas muitas vezes se posicionam acima de questionamentos, utilizam sua autoridade para controlar os membros da congregação. Podem se apresentar como os únicos intérpretes válidos das Escrituras ou da vontade de Deus e desencorajam qualquer questionamento ou discordância. Quem não concorda é visto como rebelde, insubmisso ou está fora da visão do líder.

2. *Manipulação e coerção:* Uso de técnicas de manipulação emocional para coagir os membros a se conformarem com as normas e expectativas da igreja/liderança, o que pode incluir promessa de recompensa espiritual, riqueza, posição de honra, ameaça de punição divina e até palavras de maldição maquiadas de cristianismo. Não há liberdade para questionar ou discutir ideias.
3. *Isolamento:* Encorajamento ou exigência para que os membros se isolem de familiares, amigos e sociedade que não compartilham da mesma crença, ao afirmar que o mundo exterior é perigoso, fora dos padrões divinos ou pecaminoso. Há a ideia de que você deve viver em uma bolha, igreja, e sua vida deve acontecer somente lá. Sem perceber, você se isola e é visto como segregador, o que pode afastar as pessoas de Cristo, não as aproximar.
4. *Abuso espiritual:* Uso da fé ou da posição eclesiástica como instrumento de abuso. Liderança com ganhos financeiros, emocionais ou sexuais secundários decorrentes da posição eclesiástica. Os abusos fazem você se sentir dependente da liderança, e você vive em constante medo de desagradar ou pecar. A vida com Deus gera mais medo que esperança.
5. *Exclusividade e elitismo:* Promove a ideia de que são os únicos detentores da verdade ou da salvação, desvalorizam ou condenam outras igrejas ou doutrinas. Uma das características de comunidades de fé não saudáveis é se colocar como única dona da verdade. Você é levado a pensar que outras comunidades não são genuinamente cristãs e se coloca em posição superior em relação a outros irmãos.
6. *Transparência financeira questionável:* Falta de clareza ou prestação de contas referente à arrecadação e ao uso de recursos financeiros da igreja. Se alguma comunidade não é transparente com o uso dos recursos ou não tem comissão interna de fiscalização desses recursos, há grandes chances de ser uma igreja-empresa que visa apenas lucrar com alguns da comunidade. A forma como uma comunidade lida com transparência com os recursos financeiros é termômetro de sua sanidade.
7. *Foco excessivo em normas e estilo de vida:* Ênfase em regras e comportamentos rígidos, muitas vezes relacionados a aparência, maneira de falar e estilo de vida, aplicação de disciplinas ou restrições a quem não segue o manual imposto. Há comunidades em que todas as pessoas devem se vestir da mesma forma, falar de maneira idêntica, e os membros são castrados na liberdade e individualidade. O membro se torna um robô de produção em série.

8. *Abuso de poder:* Líderes que se aproveitam de sua posição para obter vantagens pessoais como abusos sexuais, emocionais e econômicos. Quando a figura do pastor local é maior que a instituição liderada/presidida, devemos ter cuidado adicional. Igrejas saudáveis costumam ser geridas por conselhos, presbitérios ou grupos que exercem um controle positivo para não haver abuso de poder pela liderança.
9. *Teologia ruim:* São evitados sermões que abordem pecado, orgulho, inferno, a volta de Cristo, tampouco o arrependimento. Comunidades assim são focadas no discurso de autoajuda, sucesso, empreendedorismo e autoconhecimento. Temas como santificação, pecado, inferno etc. são evitados para que o membro, que é um cliente, não seja desagradado. Há estímulo para que o culto seja uma boa experiência de entretenimento, não um momento de confronto do ego para ser um real discípulo de Cristo. O culto parece mais uma liturgia de shows seculares do que uma reunião racional na qual refletimos sobre nosso estado atual e destino eterno em Deus.
10. *Desencorajamento da autonomia pessoal:* Desestimula a independência de pensamento, incentiva a dependência do grupo ou dos líderes para a tomada de decisões pessoais. Muitos vivem relações tão doentes nessas comunidades que devem prestar contas até da intimidade sexual a líderes doentes. Como o propósito dessas comunidades é criar um cliente fiel e consumidor, o membro não é estimulado a pensar ou a aprender a tomar decisões maduras. Ele se torna cada vez mais dependente emocional e imaturo.

Identificar essas características pode ser o primeiro passo para quem busca ajuda ou deseja se afastar de uma comunidade religiosa tóxica ou não saudável emocionalmente.

## PRÁTICA 1

### ORAÇÃO

Senhor, traga de volta meu desejo de congregar e estar em comunhão. Não permita que eu viva refém de uma espiritualidade tóxica e doente. Coloque no meu caminho uma comunidade de fé saudável na qual eu possa te servir com integridade e alegria, não culpa. Amém.

## PRÁTICA 2

### UM CONCEITO PARA GUARDAR
Você foi feito par viver em comunidade.

## PRÁTICA 3
Das características de uma comunidade de fé não saudável indicadas, com quais delas você se identifica?
___
___
___

Você já participou de alguma comunidade de fé estruturada dessa maneira?
___
___
___

Como você fez para superar? Se ainda não superou, faça uma oração a Deus pedindo que ilumine seu caminho para uma jornada de cura emocional e transformação espiritual.
___
___
___
___

# 50

# Tenha uma vida comunitária saudável

> E não deixemos de nos reunir como igreja, segundo o costume de alguns, mas procuremos encorajar uns aos outros, sobretudo agora que vocês veem aproximar-se o Dia. (Hebreus 10:25)

Se, por um lado, existem comunidades de fé tóxicas, por outro, é gratificante perceber que a maior parte da liderança cristã conhecida, tanto por meio do consultório quanto da vida comum e ministerial, construiu comunidades de fé saudáveis. Como afirmei, uma comunidade pode ser excelente, mas, se estivermos doentes emocionalmente, não construiremos uma fé saudável que realmente nos traga plenitude e equilíbrio.

Devemos buscar o tratamento adequado para que possamos ter uma vida saudável integral. Se nossas maiores demandas forem emocionais, que possamos procurar o devido aconselhamento bíblico, a psicoterapia e, inclusive, o tratamento psiquiátrico. Reitero que não existe fé saudável com emoções doentes.

Talvez você tenha lido este livro e se identificado com pontos de sua história de vida. É possível que você tem sido vítima de uma espiritualidade adoecedora e comprometedora de relacionamentos pessoais e comunitários. O objetivo deste livro, porém, não é fazer você desistir da caminhada. Em todos estes anos de psiquiatria clínica, vi pessoas se recuperarem de abusos emocionais, espirituais e alcançarem uma fé equilibrada. Da mesma forma, constatei que nenhuma outra instituição reabilita mais pessoas do que uma igreja saudável. É importante, porém, que você procure ajuda profissional.

Boa parte deste livro foi desenhada por interlocuções entre psiquiatria e fé saudável. O objetivo não é que você fique a par de todos os transtornos mentais existentes, mas que compreenda algumas percepções equivocadas do reino de Deus que podem deixá-lo emocionalmente doente ou são oriundas de transtornos mentais não tratados. Diante da suspeita de que existe algo errado ou disfuncional em suas emoções, você deve buscar o caminho do equilíbrio, para ter emoções mais saudáveis que gerem uma fé mais estável. Também é importante cultivar uma espiritualidade saudável para que as emoções sejam curadas e progressivamente transformadas.

Eu gostaria de pedir a você que tenha paciência — paciência com suas dores e sua evolução na caminhada cristã. Nem sempre as coisas acontecerão conforme você gostaria, mas saiba que Deus realmente governa sobre tudo e, se você realmente se dispuser a segui-lo com o coração aberto, ele vai aos poucos transformar suas emoções. Você não ficará imune ou curado de todas as dores, mas terá o coração renovado em fé e esperança contínuas.

O meu desejo é que este livro possibilite a você viver uma fé saudável em uma comunidade de fé equilibrada e que respeite as individualidades. Se há características que nos mostram quando uma igreja está adoecida, existem outras que nos mostram as terapêuticas que nos proporcionam crescimento emocional e espiritual. Comunidades com uma espiritualidade saudável promovem ambientes nos quais a fé pode florescer positiva e construtivamente, focando no crescimento espiritual, emocional e relacional dos seus membros.

A seguir, listo algumas características que considero fundamentais para que você floresça em uma comunidade saudável. Indico que as considere ao procurar uma igreja na qual congregar e servir:

1. *Liderança transparente e responsável:* A liderança é aberta, acessível e responsável perante a congregação. As decisões são tomadas de maneira coletiva ou com ampla consulta, e há mecanismos claros para a prestação de contas. Os líderes não são narcisistas, mas colaboram com você para que o reino de Deus se estabeleça. Procure estar perto de líderes que humanizem pessoas, não dos que roubam a individualidade.
2. *Inclusão:* Todos são bem-vindos e aceitos, independentemente do passado, da identidade ou do status social. A igreja promove uma comunidade de apoio que reflete amor e compaixão. Não há acepção de pessoas; todos são tratados de igual maneira. A inclusão não acontece por aceitação de eventuais pecados, mas permite que as pessoas participem e sejam transformadas (e confrontadas) progressivamente ao longo da jornada. Há entendimento e respeito de que todos vivemos processos e caminhadas diferentes, respeito pela diversidade e personalidade, assim como tentativa de inclusão de pessoas com transtornos mentais ou atípicas.

3. *Visão equilibrada sobre saúde emocional e espiritual:* Comunidades saudáveis não são centros de psiquiatria ou psicologia, tampouco lugares para ensinar sobre autoajuda. Há visão equilibrada sobre saúde emocional e espiritual. Uma boa igreja saberá os limites e encaminhará para profissionais especializados as demandas que não são primariamente de responsabilidade das comunidades. Igrejas saudáveis sabem que, pela graça comum, psicologia, psiquiatria e demais profissionais de saúde são instrumentos divinos para cura e reabilitação.
4. *Ensino equilibrado:* As Escrituras e doutrinas são ensinadas com equilíbrio e vocabulário acessível. Interpretações extremas ou manipuladoras são evitadas, bem como a aplicação prática dos ensinamentos na vida diária saudável é encorajada. Igrejas saudáveis têm paixão pelo ensino e capacitam cristãos leigos para serem instrumentos de cura na vida de outras pessoas. O ensino é compartilhado, não centrado apenas na liderança. Líderes saudáveis têm prazer em ver seus membros aprenderem e crescerem no conhecimento das Escrituras, mesmo que gere discordâncias e debates necessários e saudáveis.
5. *Comunidade de apoio:* Igrejas saudáveis promovem sensação de pertencimento, onde os membros se apoiam em amor e respeito. Não são apenas ambientes de culto para ouvir pregações. Existe vida comunitária paralela ao culto público que integra as pessoas. Ainda que você não esteja disposto a se relacionar, será necessário para a transformação das suas emoções.
6. *Promoção da autonomia e do crescimento pessoal:* Uma comunidade saudável incentiva os membros a pensarem por si mesmos, a crescerem espiritualmente e a desenvolverem seus dons e talentos, respeitando a jornada espiritual individual.
7. *Transparência financeira:* Há uma clara prestação de contas sobre a arrecadação e o uso dos recursos financeiros, com políticas e práticas que promovem integridade e responsabilidade. A arrecadação visa proporcionar à igreja e à comunidade o socorro necessário para aqueles que precisam. O propósito é a coletividade, não o enriquecimento de alguns.
8. *Engajamento comunitário:* A igreja se envolve ativamente com a comunidade ao redor, promove bem-estar social, justiça e serviço ao próximo, sem fazer disso palanque político. Ela se esforça para cuidar do órfão, do estrangeiro e da viúva, não como ideologia política, mas em cumprimento da verdade do evangelho. Igrejas não são ONGs de assistência social, mas comunidades saudáveis terão responsabilidade social como pilar de sustentação.

9. *Respeito à diversidade:* Valorizar e respeitar a diversidade dentro da comunidade não significa ceder a pautas ideológicas. Uma igreja aberta a todos, porém, permite que muitos tenham contato inicial respeitoso com o evangelho e, posteriormente, aprendam de maneira profunda sobre as verdades bíblicas durante o discipulado. É necessário evitar debates teológicos públicos, pois, além de não acrescentar, afastam muitos da possibilidade de conhecer o poder do evangelho. Uma igreja saudável não usa polêmica ou embate como estratégia de crescimento.
10. *Ensinamentos baseados em amor e respeito:* Os ensinamentos e práticas refletem os princípios do amor, respeito mútuo e compaixão, não apenas em palavras, mas também em ações concretas. Não há separação entre membros e liderança dentro e fora da igreja. Somos chamados a não viver personagens diferentes que se adaptam de maneira diferente a cada localidade.
11. *Ambiente que não fomenta medo nem terror psicológico:* Existe um ambiente seguro para todos. As pessoas podem expressar dúvidas, medos e esperanças sem julgamento ou repreensão. Por certo, há embates porque o verdadeiro evangelho gera confronto, mas o ambiente não inibe a confissão de pecados, dores ou angústias.
12. *Participação de leigos sem cobranças por metas:* Comunidades saudáveis respeitam lideranças, mas são descentralizadas. Pessoas comuns são incentivadas a exercer dons sem se tornar um regime de metas ou cobranças por resultados. O cristianismo é vivido sem estratégias de marketing ou empresariais.

Igrejas que cultivam essas características tendem a criar um ambiente no qual os membros podem crescer e florescer de maneira saudável, assim como contribuir positivamente tanto para a comunidade interna quanto para a sociedade como um todo. Quando é membro de uma igreja local saudável, você funde seu eu imperfeito com o de outras pessoas imperfeitas, o que permite ao único perfeito, Jesus, transformar progressivamente suas emoções.

Para alguns dos que terminam de ler este livro, a maior necessidade atual pode ser procurar ajuda profissional. Reitero, porém, que cristãos comuns, com dons comuns, são os maiores instrumentos terapêuticos de Deus ao longo da história.

Comece uma jornada de espiritualidade saudável. Vamos florescer novamente.

## PRÁTICA 1

### ORAÇÃO

Senhor Deus, obrigado pelos conhecimentos que recebi por intermédio deste livro. Ensina-me a reter o que é bom. Que a tua verdade floresça em meu coração. Ajuda-me a corrigir as rotas necessárias para alcançar uma fé saudável. Direciona-me a encontrar pessoas que vivem uma fé íntegra e verdadeira. Traga de volta a alegria de congregar ao meu coração. Ensina-me a te servir sem medo, culpa ou rejeição. Mostra-me, todos os dias da minha vida, as oportunidades que existem no teu Reino. Que, no meu trabalho, na minha igreja e na minha família, o teu nome seja glorificado. Amém.

## PRÁTICA 2

### UM CONCEITO PARA GUARDAR

É tempo de florescer novamente.

## PRÁTICA 3

Medite em Salmos 1. Deus transformará você no longo prazo. Que ele conduza você ao caminho espiritual sustentável e emocionalmente saudável. Minha oração é que você floresça todos os meses de sua vida. Tenha uma nova estação em sua vida, mesmo que seja necessário perder algumas flores ao longo do seu crescimento emocional e espiritual.

Como Deus deve gostar de você: você não aparece no Bar do Pecado, você não anda à espreita no Beco Sem Saída, você não frequenta a Escola dos Desbocados! Pelo contrário, você vibra com a Palavra do Eterno, você rumina as Escrituras dia e noite. Você é como uma árvore replantada no Éden, dando frutos novos a cada mês, que nunca perde suas folhas e que está sempre florescendo. Você não é, de jeito nenhum, como os perversos, que não passam de poeira ao vento — Sem defesa nos tribunais, são companhia imprópria para as pessoas inocentes. O Eterno traça o caminho que você escolhe. Mas o caminho que eles escolhem é uma pista escorregadia. (A Mensagem)

# SUAS REFLEXÕES FINAIS

O que você aprendeu com este livro? Como é sua vida com Deus? Como é seu relacionamento com a igreja?

Escreva uma carta a Deus sobre seus sentimentos hoje.